こわいもの知らずの病理学講義

仲野徹

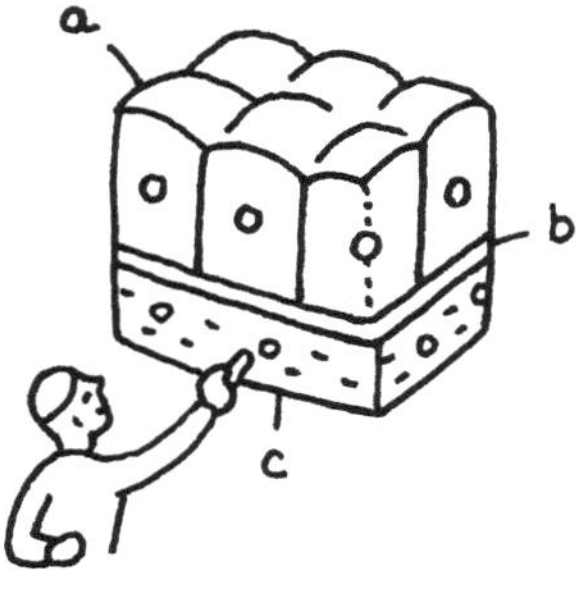

晶文社

装丁　寄藤文平＋杉山健太郎
本文イラスト　窪田実莉（文平銀座）

こわいもの知らずの病理学講義

目次

序章

病理学ってなに？

第1章

負けるな！細胞たち

細胞の損傷、適応、死

第2章

さらさらと流れよ血液

血行動態の異常、貧血、血栓症、ショック

インターミッション

分子生物学の基礎知識＋α

3

「病の皇帝」がん 総論編

その成り立ち

第4章

「病の皇帝」がん 各論編

さまざまな進化

序章

病理学ってなに？

はじめに

　一生の間、一度も病気にならないなどということはありえません。病気を食い物にして大儲けしようというとんでもない悪徳医者以外、病気を好きというような人はほとんどいないでしょう。でも、病気が怖いからといって、病気についてまったく知りたくない、という人も少ないのではないでしょうか。いやだけれど、ある程度は知っておかないと、とんでもないことになるかもしれない、と思ってしまうのが病気です。

　医学部の教授という職業がら、近所のおっちゃんやおばちゃんから、病気について尋ねられることがよくありますが、「えっ、そこまで何もわかってないのか」と思うことがしょっちゅうです。それどころか、新聞や週刊誌で病気の記事を読む時でさえ、明らかに書いた人がきちんと病気を理解しておらず、何を書いてるんだかと思うことがけっこうあります。

　ごく普通の人にも、ある程度は正しい病気の知識を身につけてほしいなぁ、誰かそんな本を書いてくれんかなぁ、と、長い間思っていました。ある日、知り合いの編集者の方から勧められてふと気がつきました。そうだ、自分で書いてみよう、と。そうして書きはじめたのがこの本です。

いろいろな病気がどのようにできてしまうのか、について、できるだけやさしく、でも、おもしろく、書いていくつもりです。ところどころ難しいことも書いてあるかもしれませんが、すぐにわかりやすい本線にもどりますから、そこは気にせずとばして読んでもらってもかまいません。ぜひ最後まで読み通してみてください。

それほど長い本ではありませんので、すべての病気についてお話しするわけにはいきません。なので、読み終わったら、病気についてすべてわかる、とは言えません。でもなんとなく、病気の成り立ちについてわかったような気にはなってもらえるはずです。そして、病気を理解するのって、それほど難しくないと思ってもらえるはずです。

「病理学」の意味と歴史

病理学とは?

病理学、というのは、英語でいうとpathology、ドイツ語でいうとPathologieです。いずれも、ギリシャ語で「苦難」を意味するpathosと、学問を意味するlogosをあわせた言葉が語源です。直訳すると「苦難学」ですね。実際には、苦難すべてではなくて、病とか病気をあつかうのですから、「病学」とか「病気学」というところでしょうか。

病学や病気学にくらべて、「理」(ことわり＝道理とか筋道)という漢字をはさみこんだ「病理学」という言葉は、とても奥行きのある重厚なイメージでなかなかいい感じです。なんでも、大阪大学医学部の源流となる適塾を開いた緒方洪庵が『アルゲマイネ・パトロギー』を翻訳して『病理学通論』としたのが始めとか。むべなるかな、ですね。

心臓病学とか肝臓病学とかいうように、頭に臓器の名前がついた「〇〇病学」というのはありますが、単独の「病学」という言葉はありません。じゃぁ病理学ってなんでしょう？ これは、薬学と薬理学の違いを考えてみるとわかりやすいかもしれません。薬学というのは、お薬について、化学合成から生薬から、その生物学的作用まで、すべてをカバーする学問です。それに対して、薬理学、というのは、薬の理、すなわち薬の効き方を調べる学問で、薬学の中の一部門です。

こう考えると、「病学」となると、病すべてについての学問、すなわち、医学と同義になってしまいますね。そして、病理学。これは病の理（ことわり）、言い換えると、病気はどうしてできてくるのかについての学問、ということになります。

とりあえず『広辞苑』

学生に教える時、わからない言葉があれば、質問する前にとりあえず『広辞苑』を引くようにと指導しています。まぁ、最近はウィキペディアを見る学生の方が多いかもしれませんが、広辞苑で「病理学」という言葉をひいてみると、「疾病を分類・記載し、その性状を究め、病因および成り立ち方を研究する学問。」とあります。さすがです。ちょっと小難しい雰囲気をかもしながら、短いセンテンスにあますことなく意味をほぼ完璧に押し込んでありま す。ほかに広辞苑に掲載されている関連語としては「病理解剖」「病理解剖学」などがありますが、それについては次の項目で説明しましょう。

近代的な意味での病理学は、19世紀に活躍したプロイセンの医師ルドルフ・ウィルヒョウにはじまります。紀元前5世紀、古代ギリシャに生きたヒポクラテスの時代に、病気は「体液の異常」によって生じるという考えがありました。完全に間違った説だったのですが、二千年近くものあいだ信じられ、それに基づいた瀉血（血液を抜き取る治療法）などがおこなわれてきたのです。

第2章で詳しく書きますが、ほとんどの患者さんは瀉血で病状が悪化したといいます。体が弱っているのに血を抜かれるのですから、考えてみればあたりまえです。ずいぶんと長い間、とてもおそろしいことがおこなわれ続けていたのです。しかし、17世紀にオランダの商人であったレーウェンフックによって顕微鏡が発明され、細胞というものが存在することが発見され、次第に風向きがかわっていきます。19世紀の半ばになって、ようやく、偉大な病理学者ルドルフ・ウィルヒョウが、「Omnis cellula e cellula すべての細胞は細胞から」という言葉をあまねく広め、病気は細胞の異常によりひきおこされる、という「細胞病理学」の概念を確立させたのです。

ウィルヒョウと細胞病理学

病理学におけるウィルヒョウの大きな貢献の一つは、系統的な病理解剖——「剖検《ぼうけん》」ともいい、病気の原因をさぐるためにおこなう解剖のことです——の方法を開発したことです。この方法を用いて、白血病(より正しくは慢性骨髄性白血病)という病気は、細菌の感染によって反応性に炎症が生じて白血球が増えているのではなく、白血球が腫瘍性に増殖した血液細胞のがんである、と看破します。そのとき、ウィルヒョウ、24歳。まさに天才です。すこし余談になりますが、このウィルヒョウという人は病理学において大きな貢献をしただけでなく、鉄血宰相ビスマルクの政敵として争ったり、『古代への情熱』のシュリーマンと仲良く発掘調査をするなど、ものすごく多才な人でもありました。

いまでこそ、病気の原因がかなりわかってきて、その検査法もたくさんありますが、ウィルヒョウの時代はそうではありませんでした。顕微鏡で細胞や組織を観察する、というのが最先端の技術、というよりもほとんどそれしかなかったのです。しかし、ほぼすべての細胞は透明か半透明であって、顕微鏡で見てもなにがなにやらわかりません。そこで大きく貢献したのが、19世紀の後半から隆盛をきわめたドイツの化学工業です。数多くの色素が合成され、細胞を染色することができるようになり、いろいろなものが「見える」ようになったのです。

いまでも最も一般的に使われるヘマトキシリン・エオジン染色というのは、そのころに開発されたものです。ちなみに、ヘマトキシリンというのは好塩基性色素、エオジンは好酸性色素であり、それぞれ、細胞の塩基性物質（核など）と酸性物質（細胞質の一部など）を、青紫色と赤～ピンク色に染め分けます。ときどき、新聞などで人体組織の顕微鏡写真をごらんになることがあるかもしれませんが、ごく普通の染色というと、このヘマトキシリン・エオジン染色です。

「病理医」ってなにをするお医者さん？

病理診断

その昔は化学や生化学も未発達でしたし、分子生物学などという学問は存在すらしませんでした。そんな時代に、病気がどうやってできてくるかを知るには、形態学的な方法論、目で見ることしかありませんでした。もちろん今のようにＭＲＩやＣＴスキャンはおろか、レントゲンもない時代、お亡くなりになられた患者さんを解剖して検査するしか、病気の成り立ちを調べる方法はなかったのです。

そこに、患者さんの病巣からとってきた組織を染色して顕微鏡で調べる、という画期的な方法が加わったのです。病理学というのは、今もその伝統を引き継いでいるので、基本的には、組織・形態による診断に重きがおかれています。古くさいと思われるかもしれませんが、なにも新しい方法だけが優れているわけではありません。古くても簡単で優れた方法というのは長く生き残っていくのです。よほどのことがないかぎり、ヘマトキシリン・エオジン染色を用いた病理診断というのは、なくなることはないでしょう。標本を「見て」診断するのが、人間から人工知能に変わることはありえるかもしれませんが。

病理医の仕事の一つは、剖検をおこない、お亡くなりになられた患者さんの病気について詳しく調べることです。だから、「内科医はなんでも知っているがなにもしない。外科医はなにも知らないがなんでもする。そして、病理医はなんでも知っていてなんでもするが、ほとんどの場合手遅れである。」などというジョークがまことしやかにささやかれたりするのです。

しかし、もっと大事なのは、生きている患者さんの診断です。患者さんから採取（生検といいます）した組織の一部からどのような病気かを確定したり、がんの患者さんの手術中に切除された組織をしらべて、ちゃんと悪性の細胞が取り切れているかどうかの判断をしたり、といったような重要な仕事をしています。患者さんが直接会うことはほとんどありませんが、大きな病院のどこかで病理のお医者さんは働いているのです。

病因をさぐる

昔は、病気の原因を調べるということと、病理医の仕事を両立することが十分に可能でした。しかし、いろいろな分野での専門分化がすすんだ結果、次第に難しくなってきています。ですから、病院にいて病理診断を下す病理医と、この本の内容にあるような病気の成り立ちをしらべる学問としての病理学というのは、どちらも病理という言葉がついていますが、イメージとしてずいぶんと違うものになってきています。

病理学は、大きく、病理学総論と病理学各論、にわけることができます。病理学各論は、心臓の病気とか、腎臓の病気、血液の病気、のように、それぞれの臓器における病気についての学問です。それに対して、病理学総論というのは、いくつもの臓器において共通する病気のできかた、についての学問です。

英語では、病気の成り立ち＝病因は、etiology と pathogenesis の二つにわけられています。「etio」というのは、もともとギリシャ語で原因のことですから、病因の原点ともいうべきものをさします。それに対して、genesis という言葉は、聖書では「創世記」ですが、生物学では「発生」を指します。なので、pathogenesis は何らかの原因があって、それによって病気ができてくる過程、を意味します。日本語では、少し不便なのですが、この両方をひっくるめて「病因」といいます。

自己紹介

すこしおそくなりましたが、自己紹介をします。わたしは、大阪大学の医学部で病理学を教えています。十数年前にいまの教授職につくことが決まった時、ある友人から、「先生、浪速大学医学部の病理学といえば、大河内教授の後任ですね」というメールをもらいました。大河内教授は、あの山崎豊子の名作、ほんとは違うのですが大阪大学医学部をモデルに書かれたと信じられている「白い巨塔」の重要な脇役です。ご記憶の方もおられるかと思いますが、大河内教授というのは――もちろん架空のキャラクターですが――清廉潔白、謹厳実直、超堅物の大物教授です。自分では似たようなものだと思っているのですが、世は我が意にそわず、どうも真逆の人と思われているようです。

この本は、タイトルにもあるように、病理学についての本です。わたしは病理学講座の教授で、学生に病理学総論を教えています。けれども、病理診断ができる病理医ではありません。わたしが今のポストについた頃、病理医ではない病理学の教授が東大と京大の医学部にも一人ずつおられました。今は少しずつ変わってきましたが、病理の教授といえば病理医であるべきというのが昔からの世間の相場です。そんな状況をふまえて、そのうちのお一人である東大のM先生が、我ら三人を「病理学不良三兄弟」と命名されました。言い得て妙、東大の先生はセンスが違います。

この不良達、そろいもそろって態度は大きいのですが、いかんせん病理学の世界では少数派の異端であって、すこし肩身がせまい思いをしていました。ですから、三兄弟の末弟であるわたしが「病理学」について書くというのは、病理学の世間的には、すこしばかりおそれおおいことなのです。そんな気持ちをこめて、タイトルに「こわいもの知らず」という言葉をいれました。もう一つ、凡庸なことばかり書いてもおもしろくないので、ところどころは、批判をうけること覚悟で思い切ったことも書いてみようかと思っています。その決意——というほどではありませんが——も「こわいもの知らず」にこめたつもりです。

医学の教科書

医学におけるグローバル化はすさまじいものがあり、医学教育も例外ではありません。意外かもしれませんが、母語の教科書で医学教育をおこなっている国の方が少なく、多くの国では英語の教科書が使われています。賛否両論はありますが、お隣の韓国や台湾でも医学教育は英語でおこなわれています。そうなると、英語の病理学の教科書は、ものすごくたくさんの種類があると思われるかもしれません。しかし、現状は逆であって、いい教科書はわずか2〜3種類と寡占化が進んでいます。

日本の医学教科書事情は、少し特殊です。それぞれの科目について、かなりの種類が出版されていて、自分が作った教科書を学生に買わせる先生もおられるようです。また、今時の学生の気質でしょうが、ビジュアルかつ安直な「わかりやすい〇〇学」とでもいうべき内容の本に人気があるようです。どちらも困ったものです。

英語の論文、それも自分が専門とするもの以外も、を常に読みこなす必要があるので、自然科学系において、日本人が最新の情報をとりこみながら優れた教科書を作るのは難しいと考えています。もっとはっきりいうと、よほどのことがない限り、やや無責任とさえ言っていいかもしれません。それやこれやの事情で、英語の教科書を使った講義をしています。

英語の医学教科書には、大きく二つのタイプがあります。一つは、日本の教科書と同じように、項目がびしっとわかれてよく整理されていて、百科事典のようにひくのには便利だけれど、読んでもまったく面白くないタイプ。もう一つは、ちょっとくだけた読み物のような教科書です。わたしは後者の病理学教科書として名高い、世界的なベストセラーにしてロングセラーであるロビンスの『Basic Pathology（基礎病理学）』という本をテキストに使って講義をしています。毎年何万部も売れており、数年に一度改訂され、今年第10版が出たということから、いかに評価の高い教科書かがわかってもらえるかと思います。

大阪大学の医学生といえば「受験戦争の赫々たる勇者たち」です。それでも、いきなり英語の教科書を読みなさい、と言うとハードルが高いようで、多くの学生はいやがります。そんな状態ですから、大学教育のグローバル化をめざして英語で講義をなどというのは、夢のまた夢ではないかと思ってしまいます。しかし、いやがられてもやる、というか、いやがられるからやる、という主義主張の持ち主でありますから、そこをなんとか折り合いがつくように、英語と日本語の単語を対応させた「教科書ガイド」のようなプリントを作って講義前に配って講義をしています。

この本の成り立ち

教科書の話が少し長くなりましたが、その『Basic Pathology』という本は、この本の構成と大きな関係があります。本文が９００ページあまりのその本は24の章にわかれています。そのうち最初の1章が、細胞とは何か、で、続く8章が病理学総論にあてられています(表)。この本では、その総論にある8章のうち3章、「細胞の損傷、適応、死」、「血行動態の異常、血栓症、ショック」「腫瘍」について、お話ししていきます。すべての内容を、とも考えたのですが、そうすると、かなりの駆け足で説明しなければならず、わかりにくくな

ロビンス　基礎病理学の章立て

1. 健康と疾患の単位としての細胞
2. 細胞の損傷、適応、死
3. 炎症と修復
4. 血行動態の異常、血栓症、ショック
5. 免疫異常による疾患
6. 腫瘍
7. 遺伝性疾患と小児の疾患
8. 環境・栄養による疾患
9. 感染症の病理学総論

ってしまうのではないかと考えて、とりあえず大事で興味を持ってもらえそうな3章を選びました。この本がしっかり売れたら、残りについても続編として執筆するつもりなので、そこのところよろしくお願いします。

それはさておき、この本、序章と四つの章、それから、インターミッションで成り立っています。第1章「負けるな！　細胞たち——細胞の損傷、適応、死」では、細胞がいろいろな刺激にさらされた時、どう適応するか、そして、どうなったら死んでしまうのか、について説明します。第2章「さらさらと流れよ血液——血行動態の異常、貧血、血栓症、ショック」では、日本人の死因の約25％と、がんと双璧をなす心血管障害についてのお話が中心です。また、現在では死ぬことは少ないけれど、ありふれた疾患である貧血についても説明してあります。

つぎのインターミッションは、分子生物学の基礎についてです。知っている人にとっては、あまりに教科書的な内容なのですが、全く基礎知識のない人にも残りの章へと読み進めてもらえるように考えて入れました。第3章、第4章の内容である悪性腫瘍、がんについて理解してもらおうとすると、基本的な分子生物学の知識は避けてとおれないのです。といっても、こむずかしいことは省いて、必要最低限のことをわかりやすく紹介してあります。

第3章と第4章は、がんについてです。第3章は、いわば総論的な基礎編で、がんというのはどういう原因で発症するのか、について書いてあります。それに対して、第4章は、やや各論というか、応用編です。第3章で説明した内容をふまえて、子宮頸がん、胃がん、肝臓がんといった、日本人にとっておなじみのがんについてのお話です。

講義すべき内容は日進月歩でどんどんかわっていきますし、基本的に教科書に書いてあります。それに最近ではウィキペディアのように便利なものがあります。すくなくとも生命科学関係にかぎれば、日本語のウィキペディアはいまひとつですが、英語のWikipediaは最新の文献まで参考文献としてあげられていて、とにかくよくできています。学生にレポートを書かせる時には、ウィキペディアなど使うな、とえらそうに言っておきながら、わたしも含めて、多くの先生は講義前にウィキペディア様のお世話になっているはずです。

早い話が、自分で勉強しよう、調べようと思ったら、ひとりで簡単にできるわけです。こういう言い訳がベースにあって、わたしの講義はその時間の三分の一ほどが雑談になっています。さらに言い訳すると、自分の経験でも、学生時代の講義で覚えているのは雑談の内容ばかりです。それに、これはわたしだけかもしれませんが、正統派講義内容ばかりしゃべっていると、話している方でさえ眠り込んでしまいそうなほどに退屈なのです。

講義のアンケートをとると、本題である病理学の内容も雑談のように元気よく面白くしてくださいという無理な注文をする学生がいます。また、ごく少数派ではありますが、雑談は時間の無駄ですからやめてくださいという、わたしにはまったく理解不能なことを言う子もいます。雑談内容は病理学よりも学ぶことが多い、とまでは言ってもらえませんが、おおむね好評であり、雑談を楽しみに出席してくれる学生もたくさんいるほどです。

ここまで書くとおわかりいただけたかと思いますが、それぞれのトピックに関係する雑談をかましながら病理学総論のエッセンスを語っていく、という、知的エンターテインメントをめざすのがこの本です。病気ってこうやって成り立っていたのか「ガッテンガッテン」と読み進み、あはは と笑い、我々の体はなんとすばらしくできているのか、あの人の病気はこんな感じでなりたっていたのか、と時に考え込んでいただけたら幸いです。さて、長い前置きになりましたが、いよいよ本編を始めることにします。

第1章

負けるな！細胞たち

細胞の損傷、適応、死

生きるということ、死ぬということ

ほんとうに数えられたわけではないのですが、どの本を見ても、わたしたちの体はおよそ200種類にして約60兆個の細胞からできていると書いてあります。何十年も前から200種類と書かれていますが、学問が進んでいろいろなことがわかってきているので、分け方にもよりますが、いまや250~300種類というのが正しいところでしょう。

細胞の数についてきちんと計算してみると、もっと少なくて37兆2千万個くらいではないか、という論文が出されたりしています。体重によっても違いますから、難しいのですが、おおよそ数十兆個、というところなのでしょう。少し意外な感じがするかもしれませんが、なんとそのうちの6割以上が赤血球です。

いろいろな状況に応じて、そんなにたくさんの細胞が、それぞれの役割をはたしながら、さらには協調して、できるだけ健康を保てるように一人の人間を形作っていると思うと、なんだかものすごく不思議な気持ちになりませんか?

ごくおおざっぱにいうと、病気になるということは細胞が傷むということです。細胞レベルにはじまり、組織や臓器になんらかの形態的な異常が認められる病気は「器質的疾患」とよばれています。もちろん、中には、精神疾患のように、現時点では細胞レベルの異常が正確には確定されておらず、「機能的疾患」とよばれる病気もあります。それらの病気であっても、異常の原因は細胞にあると考えるのが妥当です。ウィルヒョウが「細胞病理学」と宣言したように、ほとんどの病気は細胞の異常によるものなのです。

人間にとって唯一確実なことは、いつか死ぬ、ということだけです。ヒトが死ぬと、体の細胞はもちろん死んでいきます。では、細胞が死ねばヒトは死ぬのでしょうか？　この問いに答えるのはなかなか難しいことです。というのも、どの臓器の細胞がどの程度死ぬのか、また、どのような速度で死ぬのか、によって答えが違ってくるからです。少しくらいなら細胞が死んでも困りません。それに、アポトーシスとよばれる、病気ではなく生理的に細胞が死んでいく現象さえ知られています。

細胞はかなりの頑張り屋さんです。我々が死にたくないと思うのを感じとって、というわけではないのですが、日々、いろいろなストレスや異常な条件にさらされても、なんとか生き延びようとします。細胞にだっていろんなストレスがかかるのです。負荷をかけられたり、刺激を与えられたり、兵糧攻めにされたり。いってみれば、いじめられているといったところでしょうか。細胞たちは、そんな状況に適応しながら、なんとか生きていこうとするのですから、なかなかけなげなものです。

残念ながら、いつまでも耐えきれる細胞ばかりではありません。いろいろな刺激や状況に負けて死んでいく細胞もでてきます。さて、細胞はどのようにして適応しているのでしょう、そして、どうなったら死んでいくのでしょう。

脳死もありますが、少なくとも日本では、ほとんどの場合、心臓がとまり呼吸がとまり瞳孔が開いて、死んだと判断されます。そして、いろいろなストレスに耐えて生き延びた細胞も、いつか老い、ついには個体の死とともに死んでいかざるをえないのです。

さて、細胞が死ぬというのはどういうことなのでしょう。どうしたら死んでしまうのでしょう？　そして、死に方にはパターンがあるのでしょうか？　細胞は外的な要因によって「殺される」だけでなく、自ら死んでいく場合もあるのですが、その「自殺」にはどんな意味があるのでしょうか？

この章では、細胞がストレスに対してどのように耐えてくれるのか、から話を始め、細胞の死や老化などへとお話を進めていきます。「けなげ」とか「耐える」とかいう言葉を便宜上使って説明しますが、もちろん、細胞が意志をもってけなげにふるまったり耐えたりすることはないのであって、印象としてそう見えてしまう、ということだけは、キッパリおことわりしておきます。

細胞＜組織＜臓器

まず、簡単に、細胞とはなにか、組織とはなにか、臓器とはなにか、について説明しておきましょう。そんなもん知ってるわ、けっ、と思う人は、次のセクションに遠慮なく進んでください。でも、知っていると思っていても、さて、細胞の大きさってどれくらいですか？と聞かれたら、むむむっ、となる人が多いのではないでしょうか。細胞の種類によってずいぶんと違うのですが、ごくおおざっぱには、直径が10マイクロメートルほどと覚えておいたらいいでしょう。ちなみに10マイクロメートルというのは、１センチの１０００分の1です。

細胞ってなに

細胞というのは、脂質の膜で囲まれた袋です。ヒトの体に何十兆個もある細胞ひとつひとつはしっかり呼吸して生きています。そして、われわれの細胞の中には「核」があります。

核も膜に囲まれた袋ですが、こちらは膜が二重になっています。もちろん細胞の中は液体で満たされていますが、単に液体で満たされているだけではありません。

ミトコンドリアや小胞体といった細胞内小器官があって、それぞれがいろいろな働きをしています。こういった小器官も、膜に囲まれています。大きな袋である細胞、といっても直径10マイクロメートルくらいなのですが、の中に、いろいろな形をした小さな袋がはいってるようなイメージを描いてもらったらいいでしょうか。

折りたたまれた膜もたくさんあるので、人間の体にある膜をすべてあわせると、ものすごい面積になります。なんと80万平方メートルにも達するそうです。80万平方メートルといえば、およそ一辺が900メートルの正方形ですから、ちょっと驚いてしまいます。

核をもった細胞は「真核細胞」といいます。核がないような生き物もいて、それは、原核生物とよばれます。あいつは核のないやっちゃなぁ、っていわれたらつらいかもしれませんが、原核生物は細菌ですから、気にはしないでしょう。そして、われわれのからだはたくさんの細胞でなりたっている「多細胞体」です。

原核生物は、核がないだけでなく、真核生物よりも小さい、細胞内小器官があまりない、そして、すべて単細胞生物である、という特徴があります。真核生物にも、酵母のような単細胞生物がいます。もちろん、原核細胞が先にできて、単細胞性の真核生物、そして、多細胞性の真核生物、という順番に進化してきたのです。

それから、われわれの体の中には、例外的に核のない細胞があります。それは赤血球です。ですから、赤血球は、酸素を運搬するヘモグロビンを詰め込んだ小さな袋みたいなものです。ただ、これは、赤血球が完成する直前に「脱核」という現象で核がほうりだされることによってこうなるのであって、もともと核がない細胞だったわけではありません。もうひとつ、出血をとめる働きを持つ血小板も核がありません。血小板は非常に小さな細胞で、巨核球という親玉の細胞の切れ端みたいなものです。

組織

組織といっても、非合法組織、とか、そういったものについての説明ではありません。生物学的な組織というのは、また広辞苑をひいてみると「ほぼ同形・同大で、働きも似通った細胞の集団。集まって器官を構成する。」とあります。う〜ん、いつもは賢い広辞苑なのですが、ここでは、あまり賢くないような気がします。似たような細胞だけで構成されている、とは限りません。

細胞があつまって、ある機能をはたすことができる単位あるいは構造といった方がイメージにあうように思います。細胞というのは、たかだか直径が10マイクロメートルしかありませんから、それが集まった単位の組織というのは、顕微鏡で見てようやくわかるレベルの構造です。ちなみに、病理診断では通常、顕微鏡で「組織像」をみて、正常か異常かを判断します。

いろいろな組織があります。筋組織、神経組織、脂肪組織、などは聞き慣れていてわかりやすいですね。それぞれ、筋肉細胞、神経細胞、脂肪細胞があつまってできた組織です。上皮組織、もなんとなくわかるでしょうか。典型的なのは、皮膚の表皮とか消化管の粘膜です。皮膚上皮は、何層ものひらべったい細胞が重なっていて重層扁平上皮とよばれます。また、消化管粘膜の上皮は、円柱状の細胞が一層だけ並んでいて、円柱上皮とよばれます［図1］。

結合組織となると、すこしイメージしづらいかもしれません。コラーゲンのような物質が大部分を占めていて、その中に、そのような物質に囲まれて線維芽細胞がぱらぱらっと存在しているのが結合組織です。実際の成り立ちとしては、その逆で、線維芽細胞がコラーゲンのような物質をつくってできあがったのが結合組織なのですが。

臓器

これは説明する必要がないかもしれません。心臓、肝臓、肺臓、腎臓、脾臓、膵臓とかです。「臓」とついていなくても、気管、食道、腸、胆嚢、膀胱なども臓器です。内臓だけでなく、脳・脊髄とか、筋肉なども、もちろん臓器と考えて問題ありません。

［図1］ 上皮組織と腸管の組織

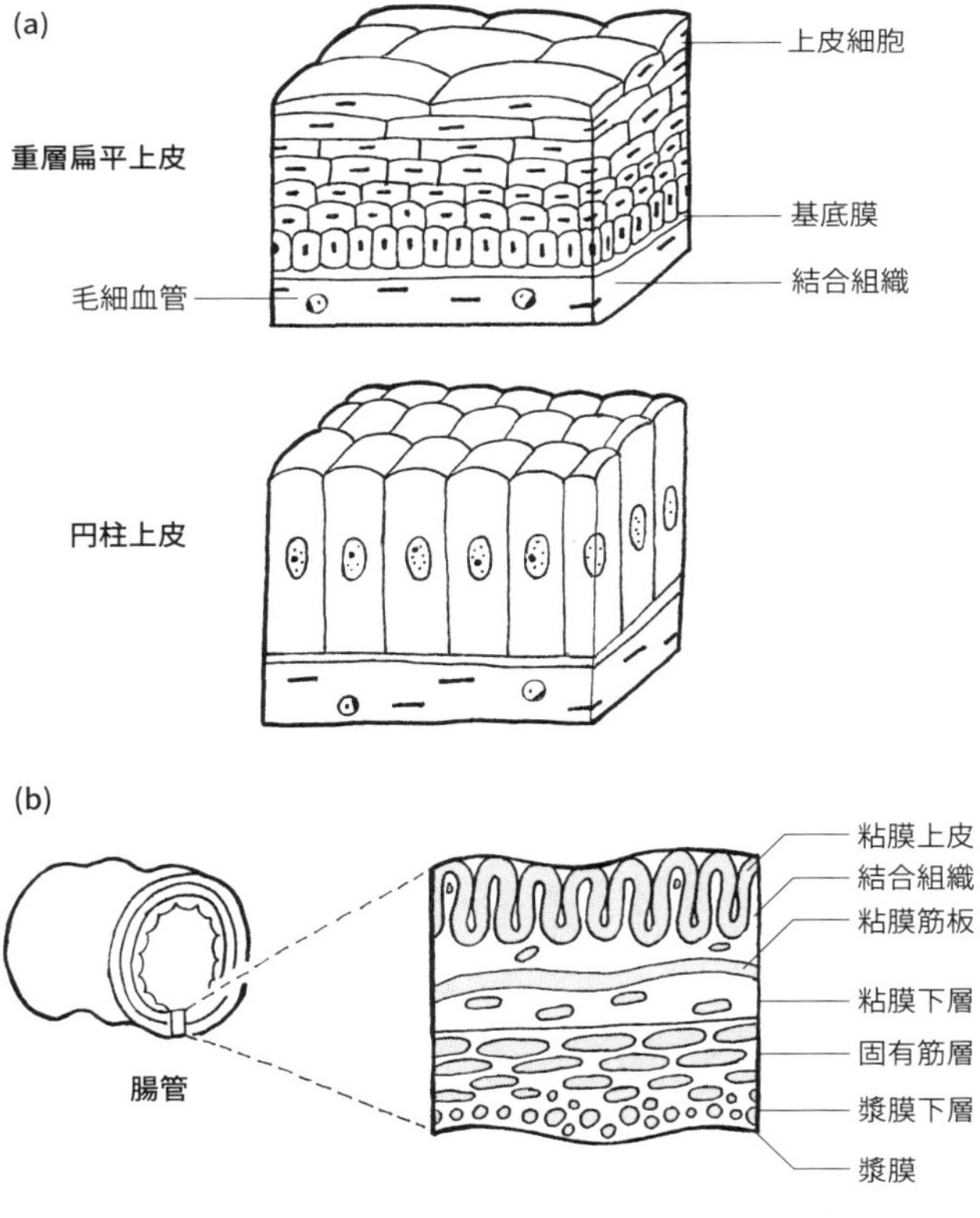

(a) 上皮組織の代表例として、皮膚の表皮のような重層扁平上皮と消化管粘膜のような円柱上皮をあげてあります。**(b)** 腸管の組織は、内腔側から、粘膜の円柱上皮、結合組織、平滑筋の薄い層である粘膜筋板、粘膜下層の結合組織、固有筋層とよばれる厚い平滑筋、そして、漿膜の順に位置しています。通常、粘膜の円柱上皮とその直下の結合組織までを粘膜組織といいます。

それぞれの臓器は、いろいろな組織が集まってできています。たとえば腸管を考えてみると、いちばん内側に、粘膜、すなわち、上皮組織があって、そのすぐ下に粘膜下組織という結合組織があって、その周りに、平滑筋の筋組織があって、さらに外側に漿膜があって、といった具合です。

五臓六腑、という言葉があります。五臓六腑は東洋医学で内臓の総称として用いられるもので、おおよそ臓器に対応していますが、必ずしも解剖学的な対応がとれているというわけではありません。五臓は「心・肝・脾・肺・腎」、六腑は「大腸・小腸・胆・胃・三焦《さんしょう》」を指し示します。「三焦」というのは、漢方で使われる言葉で、体の中には見当たらない仮想的なものです。

それぞれの臓器が生きていくには、酸素や栄養素が血管によって運び込まれなければなりません。そして、それぞれの臓器にも生死があります。さて、病的な状態になったとき、細胞、組織、臓器がどのように適応するのか、そして、適応しきれなかったときにどのように死んでいくのか、についてから話をはじめていきます。

細胞だって適応する

いろいろな刺激があると、人間はなんとかしようとしますよね。細胞たちも、刺激や傷害に反応して適切に反応しようとします。大きくなったり、増えたり、小さくなったり、時には姿を変えたりします。これらの現象、細胞のいろいろな適応現象について説明します。

肥大と過形成

まず、臓器の大きさが大きくなるような適応を考えてみましょう。たとえば筋トレで筋肉がムキムキになるような場合とか、妊娠しておっぱいが大きくなるような場合です。いずれも大きくなるという点では同じなのですが、この二つでは、その細胞レベルでのメカニズムが異なっています。

筋肉の細胞というのは、分裂することができません。ですから、細胞――ここでは骨格筋細胞――の数が増えるのではなく、サイズが大きくなることによって筋肉が大きくなります。このように細胞が大きくなる現象を「肥大」とよびます。

それに対して、おっぱいは、乳腺の細胞がホルモンの影響で分裂して、細胞数が増えた結果として大きくなるのであって、個々の細胞が大きくなっているわけではありません。ですから、こちらは形成が過ぎる、という意味で「過形成」とよばれます。

この二つの例は、どちらも病気ではありませんから、「生理的」といいます。ですから、もう少し詳しく、生理的肥大、生理的過形成ということができます。これに対して、病気によって生じる状態は「病理的」という言い方をします。

高血圧の患者さんでは、心臓に圧力の負担がかかって心筋細胞が肥大します。これは、心筋が、生理的ではなくて、病的な状態にさらされ、肥大によって機能を代償してくれているのですから、病理的肥大です。ある程度までは肥大という適応でまかなえますが、負荷がかかり続けると、心臓の機能が不十分になった状態、心不全、になってしまいます。細胞も、がんばってくれるとはいうものの、その負荷の大きさや期間にもよるのですが、ほうっておくと、いずれ耐えられなくなってしまうことがあるのです。

過形成にも病理的なものがあります。身近なところでは、イボなどを病理的過形成の例としてあげることができます。過形成では、がん＝悪性腫瘍とはちがって、病理的であっても、正常な細胞増殖の秩序が保たれています。逆にいうと、がんは、正常なメカニズムが破綻して細胞が増殖し続ける状態なのです。このことについては第3章でくわしく説明します。

萎縮

萎縮という言葉は日常生活でもよく使われますね。何かが縮こまってしまう状態をいいます。厳密には、細胞が小さくなることをいうのですが、その結果として臓器が小さくなることもありますから、その場合も、萎縮（より正確には臓器萎縮）とよばれます。

骨格筋を例にとって萎縮が引き起こされる原因を考えてみましょう。経験したことがある人もいるでしょうけれど、けがで動けなくなって、運動が不足すると筋肉は痩せてきます。こういった萎縮は廃用萎縮といいます。他にも、血管がつまって血流が減ったり、栄養が減ったりしても萎縮が生じます。それから、老化にともなう萎縮というのもあります。

こういった状態では、細胞が小さくなることによって、エネルギーの消費を抑え、好ましくない状態に耐えているのです。どのようにして細胞が萎縮するかということも次第にわかってきています。細胞の内部には、ミトコンドリアのような小器官がたくさんありますが、そのような細胞内小器官を消化しながら小さくなっていくのです。まるで、タコが自分の足を食べるみたいですね。

ただ単に小さくなるだけではなくて、自分の一部を食べてエネルギーにしながら、窮乏状態に耐えるようになっていくのですから、けなげとしか言いようがありません。この現象は、文字通り、自分を食べるという意味でオートファジー＝自食（自己を食べる）、とよばれています。オートファジーの分子機構についての研究は、大隅良典先生が始められた日本発のオリジナリティーの高い研究で、そのお弟子さんが世界的な潮流を作り、大きく発展しました。２０１６年にノーベル生理学医学賞に輝かれたのも当然のことです。

化生

肥大、過形成、萎縮、が細胞の数や大きさの変化であるのに対して、化生というのは、細胞の質的な変化です。気管の内腔は、円柱上皮という一層の細胞でおおわれていますが、タバコをたくさん吸ったりすると、重層扁平上皮という、何層にも重なった細胞からなる組織に「変身」してしまいます。このような化生を扁平上皮化生といいます。円柱上皮よりも重層扁平上皮の方が強いので、気管上皮の防御反応ととらえることができます。

強くなったらそれでええやんか、と思われるかもしれませんが、そういうものではありません。円柱上皮は、粘液を分泌したり、表面にある繊毛の働きで気管内にはいってきた異物を排出してくれたりしています。しかし、そういった働きは、重層扁平上皮にはありません。だから、この扁平上皮化生が生じると、そういった機能が失われてしまうので、ちょっと困りものなのです。逆に、食道の表面は重層扁平上皮なのですが、胃酸の逆流などにより、円柱上皮に置きかわってしまう円柱上皮化生というのもあります。これらは、いずれも、いためつけられて姿を変えてしまうのですから、けなげというよりは、いじらしいというところでしょうか。

以上、細胞レベルでの四種類の適応である肥大、過形成、萎縮、化生について述べてみました。増えたり、大きくなったり、小さくなったり、あるいは変身したり。状況に応じていろいろな方法でストレスをやりすごす細胞たち。そして、一時的にはこういう適応をしても、その原因となる刺激がなくなれば、もとどおりに戻れるのです。擬人化するのは本意ではありませんが、なんだかかわいいと思いませんか。しかし、つぎは、かわいそうなことに、その細胞が傷害をうけて、死んでいってしまうことについて説明しなければなりません。

傷つく細胞

傷つくといっても、心が傷つくというような比喩の表現ではありません。いろいろな原因、物理的あるいは化学的な刺激によって細胞が損傷をうける、という意味です。実にいろいろな原因によって細胞は損傷をうけてしまうのですが、損傷の性質《たち》が悪ければ、インパクトが大きければ、あるいは、長く続けば、最終的に細胞は死にいたらざるをえなくなります。

細胞の損傷

細胞損傷の原因はほんとうに多種多様です。細菌感染やウイルス感染、自己免疫（自分自身の細胞を誤って異物と認識して攻撃してしまう状態）や遺伝的異常、老化、そして、放射線などをあげることができます。

極端な話ですが、化学物質は、どのようなものでさえ、細胞傷害の原因になりうるといわれています。たとえば、脂肪やコレステロールはわれわれの体にとって必要な栄養分であって、ちゃんと摂取しないと病気になってしまいます。しかし、よく知られているように、摂りすぎると脂肪肝や動脈硬化といった病気をひきおこしてしまうのです。なにごとも、過ぎたるは及ばざるがごとしです。

そんな中で、病気という観点から最も重要なのは、低酸素、すなわち、酸素が不足することによる損傷です。「ご臨終です」とお医者さんが言ったとき、まだ、体中の細胞のほとんどは生きています。しかし、呼吸がとまり心臓がとまると、当然、細胞に酸素が供給されなくなります。そうなると、すべての細胞は低酸素状態に陥って遠からず死んでいかざるをえないのです。

フランス革命の頃、他の処刑法よりも苦痛が少ない、という理由で採用されたのが、ご存じギロチンです。重い刃がざっと落ちて、クビがぽろり。さて、意識は何秒もつのでしょう？　頭が胴体から離れても、すぐに脳細胞が死んでしまうわけではないので、その瞬間に脳の活動がストップしてしまうようなことはないはずです。キリスト教の縁起の悪い数字である13秒間は意識が残っているという、ほんとかしゃれかわからない説明が書かれていたりします。

断頭の瞬間に運良く気を失ってしまえたらいいですけど、そうでなければ、短くともおそらく5秒や10秒は意識が残るでしょう。そういうことに配慮して、頭がごちんと落ちたら痛いだろうから、クッションをしいてあったという話まで残っています。その期におよんでそんなこととしてもろてもしゃあないけどなぁという気がしてしまいますが。

5秒としてもけっこうな時間です。それに、人間、事故とかにあって死ぬ直前は、時間をものすごくゆっくりと感じると言います。確かめようがありませんが、ひょっとしたら永遠に感じられるくらい長いかもしれません。怖いですね。目をあけたとたん、クビから上のない自分の胴体が見えたりしたら、どうしましょう。そんなのを見ながら死んでいくのはあんまりです。

残酷な話なんですが、頭が落ちてからも意識があるかどうかを知りたいので、目を見開いてにらんでくれ、と処刑の前に依頼したというエピソードもあります。そしたら、実際に、目を見開いてにらんだ、ということなのですが、意識があってそうしたのか、単に苦しくてそうなったのかはわかりませんよね。何しろ、確かめようにも、もう聞くことができないんですから。

わが国ではギロチンが使われたことはありませんが、同じような状況はありました。切腹における介錯です。残念ながら絶版ですが、江戸時代に武士達のために出された心得集をまとめた『武士マニュアル』（氏家幹人、メディアファクトリー新書）というユニークな本があって、その中で、切腹マニュアル『自刃録』がとりあげられています。

その本には「介錯は、首を落としきらず、少し残し置き、首の逆さまに下がり候ところを、たぶさを取り、引き上げて掻取《かいど》り、実検に入るが本式なりと云」とあるそうです。わかるでしょうか？　介錯では、首の皮一枚を残して切れというのです。すごいスキルが要求されています。どうでもええことですが、首の皮一枚でつながったという常套句は、どう考えても誤用ですね。完全に死んでしまってるんですから。

こうやって首の皮一枚を残す理由がすごい。「首が完全に胴体から離れ落ちるように斬ると、切腹人（の首）がまばたきをしたり地面の石や砂にかみついたりするから」らしい。やっぱり、すぐには死なないみたいです。しかし、首の皮一枚残して切られたとすると、むっちゃ頷いたみたいな感じに頭がぶらさがるんですから、死ぬ前に見る最後のシーンは自分の胸元ですかね。寂しすぎる感じがしますけど……。こういう話をしていると、きりがないので、本題にもどります。

帰還不能限界点

帰還不能限界点、という言葉があります。お酒を飲んで、それ以上飲むと家に帰れなくなってしまう限界のこと、ではありません。航空機で、飛行中にトラブルが生じても、出発地からある程度以上飛行してしまっていて、十分な燃料がないために、もう出発点に戻ることはできなくなる地点をいいます。日本語で言うとなんだか恐ろしい感じがしますが、英語ではpoint of no returnと、しごくあっさりしています。

細胞にも、帰還不能限界点があります。その手前程度までの損傷であれば、細胞はもとの状態に戻ることができるけれど、それを越えたら死んでしまう、というポイントです。帰還不能限界点の手前までのレベルの損傷は、もとどおりに戻れるということで「可逆的」な損傷とよばれます。そして、それを超えるような損傷だと死にいたってしまうので「不可逆的」な損傷といいます。

どこが細胞にとっての帰還不能限界点なのかは、非常に興味あるところですが、残念ながら詳しいことはわかっていません。次に述べるように、ミトコンドリアの異常が進行してエネルギーが不足することや、細胞膜の痛み具合がひどくなって細胞の中身が漏れ出してしまうこと、が、主要な要因であることは間違いありません。しかし、どの程度の異常が限界点を超えた異常であって、細胞が死んでしまうのかがわかっていないのです。

個人的には、どれだけアルコールを飲んだら家に帰還不能になるかについても、とても知りたいのですが、いつまでたってもわかりません。本当に知りたいことというのは、なかなか知ることができないのかもしれません。って、レベルが違いすぎますけれど。

可逆的な細胞損傷の例として、脂肪肝があります。これは、何らかの原因で、肝臓の細胞に脂肪滴がいっぱいたまってしまうような状態です。カロリーや脂肪分のとりすぎ、あるいは、お酒の飲み過ぎ、といったようなことが原因ですが、節制したら、ちゃんともとにもどります。

自慢するわけじゃないですが、という場合はたいがい自慢するのですが、わたしもダイエットにより脂肪肝を治すことができました。人間ドックで脂肪肝の指摘をうけておられる読者の方、ぜひ可逆的であることを証明してみてください。ダイエットしながら、肝臓の脂肪滴が減って肝細胞が正常になっていくところをイメージしたら、きっとモチベーションがあがります。

細胞が死ぬということ
――エピソードⅠ　壊死

残念ながら帰還不能限界点を超えて細胞が死んでしまうことを壊死《えし》といいます。細胞には、壊死以外にもう一つ死に方があって、アポトーシスと呼ばれますが、これについてはあとで説明します。細胞が死んでしまうと、その変化を顕微鏡で形態的にとらえることができます。ただし、その変化は、細胞死が完成して、しばらくたたないとわかりません。すなわち、帰還不能限界点を超えてからしばらくの間、細胞は、生きているように見えるけれど早晩死にいたらざるをえない、少し古いですけれど、『北斗の拳』にあったような「おまえはもう死んでいる」状態にあるのです。

虚血、低酸素、梗塞

臓器へ十分な血液が供給されないような状態を虚血といいます。心停止するともちろんですが、ある臓器への動脈がつまったりしても、酸素が供給されずに低酸素状態になって、その臓器の細胞が死んでいきます。臓器のレベルでのこういった現象を「梗塞　こうそく」とよびます。「梗」も「塞」も、「つまる」という意味、すなわち、血管がつまって生じる状態のことです。ですから、梗塞、というのは、酸素不足によって、ある臓器の細胞が、肉眼的にみてもわかるほど大量に壊死に陥った状態をさします。

低酸素状態に強い臓器と弱い臓器があります。骨格筋などは比較的強い臓器ですが、脳や心筋というのは弱い臓器です。ですから、脳や心筋は梗塞に陥りやすいのです。この低酸素状態に対する脆弱性が、心血管障害が死因の上位にはいっている理由の一つです。

完全に血管がつまってしまわなくても、血管の内腔がせまくなってしまう、すなわち、狭《きょう》窄《さく》といった状況になっただけでも、低酸素による梗塞が生じることがあります。実際に、心筋梗塞は、心筋に血液を供給する動脈である冠動脈が収縮することによって生じることもあるのです。それから、徐々に狭窄が進行してゆっくり低下するような場合よりも、急速に血流が低下するほうが梗塞がおこりやすいことも知られています。

壊死に陥っても、死んだ細胞が勝手に消えてどこかへ行ってしまう訳ではありません。しかし、細胞の死骸をいつまでも梗塞巣《そう》――梗塞のおこった場所――にとどめさせておくわけにもいきません。壊死が生じると、「炎症反応」が生じて、白血球が動員されてきます。そして、動員された白血球や組織にあるマクロファージが主役となって、壊死した細胞を貪《どん》食《しょく》して消化してくれるのです。

貪食というのは聞きなれない言葉かもしれませんが、細胞が細胞外の異物をとりこむことを言います。ほかにも貪食作用を持つ細胞はありますが、炎症の時に活躍する白血球やマクロファージは特に貪食する能力に長けた細胞です。ここではお話しませんが、細菌感染がおきたときには、白血球やマクロファージが細菌を貪食してくれます。それと同じようなメカニズムが壊死巣に対しても働くわけです。

いろいろな壊死

ほとんどの臓器では、梗塞がおきてしばらくすると固くなってしまうので、そのような壊死は凝固壊死と名付けられています。一方、壊死巣が軟らかくなるような場合は、融けていくという意味で、融解壊死とよばれます。ほとんどの臓器は凝固壊死をおこすのですが、唯一、梗塞が融解壊死を引き起こす臓器があって、それは脳です。いまはあまり用いられませんが「脳軟化」というのは、それをさしての言葉です。ちなみに、よく使われる「脳卒中」という言葉は、脳梗塞と脳出血の両方をさして、英語では一撃を意味するstrokeが使われます。何となくイメージがわきますね。

脳だけが凝固壊死でなく融解壊死になるのかは、大昔から知られている現象なのですが、どうしてなのかはいまだによくわかっていません。脳神経の細胞には特別な脂質が多く含まれていたりするので、おそらくそのせいと考えられますが、意外と、あたりまえに知られている現象でも、そのメカニズムがわかっていないことはあるものです。

もう一つ、梗塞以外の融解壊死の例としては、膿《うみ》があげられます。膿というのは、細菌や真菌（カビ）が感染し、炎症反応によって白血球がやってきて、細菌ともども、その部位の組織が壊死に陥った状態です。ですから、膿の中身は、死んだ細菌や組織が、いろいろな酵素で消化されてどろどろに融解している状態です。今度怪我をして膿を見ることがあれば、あぁ、ばい菌が体にはいって、それに立ち向かった白血球がいて守ってくれたおかげだ、と感謝しましょう。

清水茜さんの漫画に『はたらく細胞』（講談社コミックプラス）というのがあります。白血球や赤血球、血小板、などなど、血管の中を流れる細胞の機能が擬人化されて、ストーリーが展開します。感染症などがおこった時に、いろいろな細胞がどう働くか、なかなかおもしろく描かれているので、興味のある人は読んでみてください。

酸素がなくては生きていけない

臨床的に細胞損傷の原因として最も重要なのは低酸素ですが、低酸素のすべてが梗塞によるものではありません。よく知られているように、一酸化炭素中毒も低酸素をひきおこします。血液が赤いのは、血液中の赤血球に大量のヘモグロビンがあるからです。ごく簡単にいうと、肺においてヘモグロビンは酸素と結合し、動脈を通じていろいろな組織に運ばれ、毛細血管あたりで酸素を放して、細胞に酸素を供給しています。

一酸化炭素もヘモグロビンに結合するのですが、酸素より50倍も結合しやすいのです。ですから、一酸化炭素を吸い込むと、ヘモグロビンは一酸化炭素と強く結合してしまいます。そうなるとヘモグロビンは酸素と結合できず、結果として酸素を末梢組織へ運ぶことができなくなってしまうのです。

酸素と結合したヘモグロビンは深紅色ですが、結合していないヘモグロビンは少し紫がかった色です。ですから、動脈にある血液は真っ赤で、静脈にある血液は紫がかっています。

生きている人に比べて死体に赤味が少ない理由の一つは、ヘモグロビンから酸素がはなれてしまっているからです。

また、一酸化炭素と結合したヘモグロビンも、酸素と結合したヘモグロビンと同様に真っ赤です。一酸化炭素はヘモグロビンとの結合が強いのでなかなか離れません。なので、一酸化炭素中毒で死んだ直後というのは、きれいにピンク色がかって見えます。昔読んだ、渡辺淳一の小説に、第一発見者になるはずの恋人に綺麗な死に顔を見せたくて一酸化炭素による自殺をする、というくだりがあって、えらく感心したことがあります。なんか、ぞくぞくしてしまいませんか。怖いですよね。つい話がそれてしまいました。すみません。

ちなみに、青酸カリ（シアン化カリウム）も、シアン化物イオンがヘモグロビンと結合することにより、酸素が組織にいきわたらなくなって、低酸素をひきおこします。一酸化炭素にしても、青酸カリにしても、低酸素、すなわち、窒息で死ぬのですから、ものすごく苦しい死に方だろうと思います。

ＡＴＰの工場としてのミトコンドリア

生きて行くにはエネルギーが必要です。というと、なにをあたりまえのことをと思われるかもしれません。しかし、ここでいうのは、食物のエネルギーとかではなくて、細胞が生きていくためのエネルギーです。そのエネルギー源となる分子が、ATP（アデノシン三リン酸）です。昔、某大学の生化学系の先生で、研究テーマを愛するあまり、息子に「あでのしん」という名前をつけられたという伝説がありますが、真偽も定かでないそんなアホな話をしていると、きりがないので、先に進みます。そのATPの効率的な産生には酸素が必要です。

ATPはブドウ糖が分解されることによって産生されます。1分子のブドウ糖から2分子のATPが産生され、ピルビン酸という物質が作られます。酸素がない場合はここまで。そのピルビン酸から乳酸が生成されます。ところが、酸素があって、ミトコンドリアがちゃんと機能してくれると、このピルビン酸を材料に、さらに40分子近くものATPを作ることができます。すなわち、酸素があると、エネルギー効率、燃費といってもいいですが、が、20倍近くもよくなるわけです。

ブドウ糖が分解される現象を解糖と言います。細胞や酵素は別に酸素のことが好きでも嫌いでもないのですけれど、酸素がある場合は「好気的」、酸素がない場合は「嫌気的」、といいます。好気的というのは、英語ではaerobic。そう、エアロビクス（aerobics）と同じ綴りです。

意味からいうと、エアロビクスの「有酸素運動」にならって、「好気的」より「有酸素」の方がいいように思うのですが、歴史的な経緯があってそうはなっていません。嫌気的はaerobicに否定の冠詞がついてanaerobicです。これも、嫌気的条件より無酸素条件の方がいい感じがしますけど、かわりそうにありません。言葉というのは定着するとなかなか変えにくいものなのです。

ついでに「解糖」というのは英語ではglycolysisといいます。医学英単語の数は膨大で、日本の医学英語のほとんどはその翻訳です。「うわっ、覚えるのが大変」、と思われるかもしれませんが、合成語が多いので、実際にはそうでもありません。glycolysisはglyco-lysis、です。glycoは「グライコ」と発音しますが、「糖」のことです。lysisは溶解という意味ですから、glycolysisで糖が溶ける、すなわち、解糖、で、グルコースが代謝される過程を言います。お菓子の名前「グリコ」は、グリコーゲンのはいったキャラメルということからきていますが、会社の英文名称はGlycoじゃなくてGlicoですね、どうでもええことですが。また脱線してしまいました、もとにもどります。

激しい運動をすると、ミトコンドリアがフルに機能してピルビン酸からATPを作ります。しかし、それにも限界があって、その限界を超えると、ミトコンドリアでピルビン酸を使いきれなくなります。そうなると、使いきれなかったピルビン酸は代謝されて、最終的に乳酸ができます。激しい運動をすると筋肉で乳酸が増える、というのは、このようなメカニズムによるものです。いってみると、高燃費の材料であるピルビン酸があるのに、それをミトコンドリアで使いきれなかったので、乳酸にして廃棄しているというような状況になっているのです。

わたしたちの体の中には、おおよそ100グラム程度のATPが存在するとされています。なんだそれっぽっちか、と思われるかもしれませんが、一日あたり、なんと、おおよそ体重に匹敵するほどのATPが合成されると考えられています。また、ATP製造工場であるミトコンドリアの数も非常に多いことが知られています。

ミトコンドリアはミトコンドリア独自のDNAを持っているので、そのDNA量と細胞核のDNAの量を比較することが可能です。実際にそのような研究がおこなわれていて、細胞の種類によって大きなちがいがあるのですが、細胞あたり220個から1700個のミトコンドリアがあると推定されています。ただし、赤血球には核もなく代謝する必要がありませんので、ミトコンドリアはありません。ミトコンドリアの長さはおよそ1マイクロメートルなので、人間ひとり分のミトコンドリアを縦に並べると、地球を百周以上もする計算になります。

エネルギーの源であるATPは、ものすごい数のミトコンドリアで、ものすごい速度で合成されてものすごい速度で消費されているのです。ですから、酸素が少なくなると、すぐにエネルギーの通貨ともいえるATPが供給不足に陥ってしまいます。

ＡＴＰがなくなると

酸素が足りなくなると、ＡＴＰが十分に合成されなくなってエネルギーが不足する、ということはわかってもらえたかと思います。では、ＡＴＰによるエネルギーが不足すると、細胞にはどんな不具合がおこるのでしょう。

その前に、予備知識として、まず、細胞が生きているとはどういう状態か、というのを考えてみましょう。細胞というのは、細胞膜に囲まれています。細胞が死ぬと、最終的には細胞膜が壊れてしまって、細胞内部の成分が漏れ出していきます。ですから、膜がきちんと保たれている、というのは、細胞が生きていくために必須な要件の一つなのです。

細胞膜には、膜を貫通するいろいろな種類のタンパクが埋め込まれていて、その中にイオンポンプと呼ばれるものがあります。細胞の中ではナトリウムやカルシウムの濃度が低く保たれているのに対して、細胞の外、すなわち、細胞と細胞の間に存在する細胞外液や血液中では高くなっています。逆に、カリウムは細胞内の濃度が高く、細胞外では低くなっています。このように、細胞の中と外では、ナトリウムやカルシウム、カリウムといった重要なイオンの濃度が全くちがっています。そして、それを調節しているのがイオンポンプです。

細胞内におけるナトリウム濃度を低くするために、ナトリウムポンプはナトリウムを細胞の外へと、名前のとおりポンプのようにくみ出します。そして、その時にポンプのエネルギーとしてATPを利用する必要があります。ATPのエネルギーをつかいながら、細胞内外のナトリウムイオン濃度を保っているのです。

ATPが不足すると、ナトリウムポンプの働きが弱くなって、細胞内にナトリウムがたまっていきます。それにひきつられ、水もたまって、細胞が「膨化」、すなわちふくらんでいきます。この膨化は可逆的変化で、ATPの量が回復してポンプがナトリウムを外へ出してくれると、もとにもどります。一方、細胞内のカルシウムは極度に低く保たれており、細胞外に比べて1万分の1くらいの濃度しかありません。

ナトリウムポンプの場合と同じように、ATPが減少するとカルシウムポンプの機能も弱くなって、細胞外からカルシウムが細胞の中にはいってきます。細胞の中には、カルシウムによって活性化される酵素がたくさんあります。そのような酵素は、正常な状態では、必要な時にだけカルシウムによって活性化されて正常な細胞機能に役立っています。しかし、ATP不足が生じてカルシウムが細胞質内へと流入してしまうと、それらの酵素が不必要に活性化され、その結果、細胞に損傷を与えてしまうのです。

もちろん、細胞が生きていくためにはタンパクを合成しなければなりませんが、その合成のためにもATPが必要です。ですから、ATPが長期的に枯渇すると、タンパクの合成が十分におこなえなくなって、必要なタンパクが不足してしまいます。そうなってくると、いよいよ悪循環に陥っていきます。タンパクが欠乏すると、それでなくても傷みはじめていた細胞膜やミトコンドリアが十分に働かなくなって、細胞は帰還不能限界点を超え、不可逆的な死が訪れるわけです。

悪役としての酸素

原始、地球上に、酸素はほとんどありませんでした。わたしたちの今の常識からは想像もできない状態ですが。およそ32億年前に光合成をする原核生物であるシアノバクテリアが現れて、ようやく酸素が作られるようになりました。しかし、しばらくの間は、作られた酸素は、地球上に大量に存在する鉄を酸化することに費やされ続け、大気中の酸素濃度はなかなか上昇しませんでした。ようやく地球上の大気に酸素が増加しはじめるのは、20数億年前とされています。そして、そのすぐ後、といっても2～3億年後ですが、ミトコンドリアや核を持つ細胞である真核細胞が出現してきます。

遺伝情報を持つDNAはほとんどが細胞核に存在します。が、ミトコンドリアは、核とは別に独自のDNAを持っています。これらのことから、ミトコンドリアは、太古の昔、独立した細菌であったのが、細胞にとりこまれて「共生」することによって細胞内小器官になったと考えられています。

このような「細胞内共生」が進化の原動力であるという、いささか異端と思われた説を強力に主張したのは、リン・マーギュリスという女性研究者です。発表当初は「とんでも系」と思われたこの説ですが、現在ではほぼ受け入れられています。どうでもいいことですが、リン・マーギュリスは、地球外生命体を強く主張し、かつて一世を風靡した、宇宙科学者カール・セーガンの一人目の奥さんでした。若かった二人が、生命についてベッドの上で、どんな話をしていたのか、ものすごく興味をそそられるのはわたしだけでしょうか。もちろん、ベッドの上でなくてもいいのですけれど。

酸素がなければ生きていけません。が、化学反応性の高い「活性酸素」（過酸化水素やヒドロキシラジカルなど）は、細胞を傷つけてしまう可能性があるので、細胞にとって好ましいものではありません。しかし、ミトコンドリアで酸素を利用してＡＴＰが産生される際には、副産物として、そのような活性酸素がどうしてもできてしまいます。

一説によると、体内で消費される酸素の３％が活性酸素になるといわれていますから、相当な量が作られていることになります。活性酸素が蓄積すると、細胞のタンパクや脂質を化学的に攻撃し、最終的に細胞を損傷します。ですから、細胞の中には、活性酸素を代謝して無害にするための酵素が存在しています。また、ビタミンＥやビタミンＣ、カロテンといった抗酸化剤も活性酸素を中和する働きがあります。老化防止にビタミンＥ、とかいうのは、この作用を期待してのことです。どの程度、老化に効くのかはようわかりませんけど。

あまりにありふれているので、酸素は安定な分子と思われるかもしれませんが、むしろ反応性に富んだ分子です。だからこそ、ＡＴＰの合成にかかわったり、活性酸素になって体に悪さをしたりできるのです。反応性に富んだ酸素が大気中にあふれることによって、真核生物が進化することができたと考えられています。また、大気中の酸素は時代とともにかなり大幅に変動したことが知られており、その変化は真核細胞誕生以外の他の進化にも大きく関係したとされています。

なければ困るけれど時に危険。そして、ダイナミックに変化してきたけれど、あまりにありふれているから、そんなことを考えたりすることもない。酸素って不思議ですよね。でも、身の回りを見まわしてみると、意外とそんな物があったり、そんな人がいたりするような気がします。

虚血再灌流障害

ちょっと難しい言葉ですが、へぇ、そんなこともあるのか、というようなお話をします。脳や心臓の動脈がつまっても、即座に梗塞になってしまうわけではありません。ですから、早いタイミングで血流を再開させてやると、梗塞を防ぐことができます。そのために、血栓を酵素で溶かしてやる（血栓溶解療法）、あるいは、カテーテルで血管を拡げてやる、という治療法がおこなわれます。血流を再開させることができたらめでたしめでたし、と思われるかもしれません。が、そうは問屋が卸しません。再開通することによって、さらに細胞に傷害が生じることがあるのです。それが、虚血再灌流障害です。

どうしてそのようなことが生じるのでしょう？　再開通させると、それが目的なのですから当然なのですが、酸素が供給されるようになります。酸素が供給されると活性酸素の産生も増えて、その活性酸素が細胞傷害をひきおこしてしまいます。さらに悪いことに、低酸素によって傷んだミトコンドリアでは、活性酸素ができやすくなっています。もう一つ、血流に乗って、白血球のような炎症細胞がやってきます。先に書いたように、炎症反応は、壊死の細胞を消化したり貪食したりするのに必要な反応なのですが、まちがえて正常な細胞にも傷害をあたえてしまうこともあるのです。

昔は、血管を再開通させるような治療法はありませんでしたが、あたらしい治療法が開発されて、あらたな病態が生じたという例です。よかれと思ってしたことでも、予想外の副作用が生じてしまうことって、医学だけではなく、日常生活でもけっこうありがちなことかもしれません。

細胞が死ぬということ――エピソードⅡ　アポトーシス

壊死（ネクローシス）とは違った細胞の死に方として、アポトーシスという細胞死があります。語源的には、枯れ葉がぽろっと落ちること、であり、ある意味では細胞の「自殺」です。壊死した組織では、白血球が動員されて壊死した細胞を食べるような炎症反応が生じるのですが、アポトーシスは炎症反応をひきおこしません。ひっそり死んで、ひっそりとマクロファージによって貪食されていくというのがアポトーシスのイメージです。形態的にも分子的にも、アポトーシスと壊死とでは死に方がずいぶんと違います。もうひとつの大きな違いは、壊死は病的な状態でしか生じませんが、アポトーシスには病理的なものだけでなく生理的なものもある、ということです。

生理的なアポトーシス

アポトーシスがどのようなものか、いくつかの例をあげて説明してみます。わかりやすい例は、手や足の発生です。手は、最初から指を持った手の形で発生してくるわけではありません。まずは、ひらべったい棒のような形で生えてきて、将来、指として残る場所以外の細胞が死んで、最終的に手の形になっていきます。その際の細胞死、指と指の間の細胞が死んでいく細胞死、はアポトーシスによるものです。このような場合は、もともと、手の発生プログラムがそのようにできているので、「プログラムされた細胞死」とも呼ばれます。

いくつかの細胞の生存は、成長因子に依存しています。そのような細胞は、適切な成長因子がなくなると、アポトーシスで死んでしまうのです。わかりやすい例として、子宮内膜や乳腺をあげることができます。子宮内膜はステロイドホルモン依存性に増殖・生存が制御されています。女性では、およそ四週間サイクルでステロイドホルモンのひとつであるエストロゲンの濃度が上下します。月経というのは、子宮内膜細胞の成長因子であるエストロゲンの濃度が低下した時に、子宮内膜細胞がアポトーシスで死に至り、子宮壁から脱落していく現象です。また、授乳中の乳腺細胞もホルモンの働きで増殖しています。しかし、離乳が終わってホルモンが減少すると、乳腺細胞がアポトーシスで死に、もとどおりの大きさのおっぱいにもどるのです。

病理的なアポトーシス

細胞傷害による細胞死は、一般的には壊死によるものです。しかし、傷害の種類によっては、壊死でなくアポトーシスで死んでいくこともあります。その典型的な例はDNA損傷、DNAに傷がつくことです。大量のDNA損傷は壊死をひきおこしますが、中等度のDNA損傷はアポトーシスをひきおこします。その典型的な原因は放射線です。DNAってなんやねん、と思われる方は、インターミッションのところで説明してありますので、そこを先にちらっと読んでみてください。

第3章の悪性腫瘍のところでくわしく述べますが、がんはDNA損傷の蓄積によってひきおこされます。言い換えると、細胞をDNAの変異を持ったままで活かしておくのは、発がんのリスクになるということです。そんなリスクを抱え込むよりは、DNA損傷がたくさんはいった細胞には死んでもらいましょう、というのが病理的なアポトーシスの意義です。また、抗がん剤のいくつかも、DNA損傷をひきおこす作用を持っており、腫瘍細胞をアポトーシスで殺していきます。

細胞の中でタンパクが作られる時、そのタンパク特有の形に折りたたまれます。しかし、中にはうまく折りたたまれないタンパクもできてきます。細胞にはタンパクの品質管理システムがあって、そういった不良品のタンパクには、ユビキチンという小さなタンパクが目印のように付加され、プロテアソームという細胞内の処理場のようなところで分解されます。なんだか、びっくりするほどうまくできていますね。時には、異常な折りたたまれかたのタンパクが大量に産生されて、この品質管理による処理が間に合わなくなってしまう場合があります。そのような場合、アポトーシスが生じて細胞は死んでしまいます。

多発性骨髄腫という病気に対して、この細胞内システムを利用した新しい抗がん剤が開発されています。このお薬は、プロテアソーム阻害剤、すなわち、品質管理システムの性能を下げてやる働きを持っています。この病気では、後で説明する、抗体、すなわち、免疫グロブリンというタンパクが超大量に作られます。異常な折りたたみの免疫グロブリンタンパクも大量にできるのですが、品質管理システムで処理してなんとかしのいでいます。さて、このような状態にある多発性骨髄腫の細胞で、プロテアソームの機能が阻害されるとどうなるでしょう。

そうです。不良品タンパクが増えすぎて、アポトーシスが誘導され、死んでいくのです。これは最近に開発された薬剤なのですが、基礎研究の進歩が一気に薬へと結びついた面白い例の一つです。多発性骨髄腫にはいいお薬がなかっただけに、発想といい効果といい、ものすごいことです。

ただ、このお薬については、面白い話があります。プロテアソームやユビキチンの研究者の多くは、そんなお薬は無理だと思っていたというのです。プロテアソームの発見者で世界的権威である東京都臨床医学総合研究所の田中啓二先生も、ユビキチンの研究でノーベル化学賞に輝いたチカノバー先生もおっしゃっておられましたから間違いありません。

そらそうでしょう。細胞内で異常なタンパクを壊す品質管理システムを抑制するのですから、副作用が強すぎて使い物にならない、と考えるのが普通です。しかし、さじ加減といいますか、実際に、正常な細胞には副作用をおよぼすことなく、十分に治療効果があがる病気があったのです。それまで有効な治療法があまりなかった疾患に対して、ユニークな着眼から特効薬を育て上げたベンチャー企業・ミレニアム社は、現在では買収されて武田薬品の子会社になっています。

アポトーシスのメカニズム

アポトーシスの分子機構は、過去四半世紀の間に最も進展が著しかった分野の一つといっていいでしょう。ノーベル賞受賞者もでています。細かいことをあげればきりがありませんが、ごくおおざっぱに、アポトーシスの経路には二通りあることだけを説明しておきます。その一つは、内因性の経路といわれるものです。

内因性経路では、ミトコンドリアに存在して、ATPの産生に関係するタンパクであるシトクロームCがひきがねになります。他にもBclファミリーという何種類ものタンパクがミトコンドリアに存在して、アポトーシスを促進したり抑制したりしています。ミトコンドリア、ATPの大量産生だけでなく、アポトーシスも制御しているって、生と死の両方を司っているみたいで、えらいぞっ。その昔、細菌だったミトコンドリアが、細胞にとりこまれて共に進化しながら、どうやってアポトーシスに関与する機能まで獲得したんでしょう。進化の力、ほんとうにおそるべしです。

もう一つは、外因性の経路です。TNFやFasLというタンパクは、Death Receptor（なんと、死の受容体！）とよばれる細胞表面のタンパクに結合し、その細胞にアポトーシスを誘導します。この受容体は、炎症細胞や免疫細胞の表面に存在しています。長期間にわたる強い炎症反応や免疫反応は、正常な細胞も傷害してしまいます。ですから、いきすぎないようにどこかでブレーキをかけてやる必要があるのです。そのためにこのような受容体が準備されていて、不要になった免疫細胞には死んでいってもらうわけです。細胞に自殺を促すタンパクがあるって、クールすぎてちょっとびっくりしませんか？

わかる、カルタゲナー症候群

細胞は、それぞれの種類によっていろいろな形をしています。また、細胞によっては、じっとしているわけではなく、動きまわるものもあります。形を保ったり、運動したり、異物を貪食するためには、細胞骨格という一群のタンパクが必要です。この細胞骨格系は、ほかにも、細胞内での物質の輸送や、細胞分裂にも重要な働きをします。すこし細かい話になりますが、細胞骨格は、おおきく、アクチン、中間系フィラメント、微小管、にわけられます。細胞骨格のうち、微小管の機能異常によってひきおこされる遺伝性疾患の一つに、カルタゲナー症候群というのがあります。日本人にはあまりみられない病気ですが、「病因」と「症状」のロジックというものを知ってもらうのに格好の例なので、少し説明してみましょう。

鞭毛と繊毛

鞭毛《べんもう》と繊毛《せんもう》、よく似た名前のものがあります。どちらも細胞からはえた毛のようなものです。鞭毛も繊毛も基本的な構造は似ているのですが、長さと数がちがっていて、鞭毛は長くて細胞あたり一本から数本であるのに対して、繊毛は短くてたくさん生えています。そして、鞭毛も繊毛も、その「毛」の中には、微小管の束が存在していて、その並び方から、9＋2構造、と呼ばれています。そこにモーター蛋白とよばれるタンパクがくっついていて、繊毛や鞭毛を動かすのです。

スピロヘータという名前を聞かれたことはあるでしょうか。細菌の一種で、たとえば、梅毒はトレポネーマ・パリダムというスピロヘータによってひきおこされます。スピロヘータというのは、らせん状の形をしていて、回転しながらワインのコルク抜きのように進みます。先に述べた共生進化説のリン・マーギュリスは、スピロヘータが共生することによって、真核生物の鞭毛の起源になった、という説も唱えました。しかし、この説は、真核生物の鞭毛にはミトコンドリアのように独自のＤＮＡがないこと、スピロヘータには9＋2構造がないことなどから、ミトコンドリアの共生進化と違って、ほぼ否定されています。どうして鞭毛と繊毛の話をしたのか、は、読み進んでもらったら、わかってもらえます。

症候群

病気が新しく記載された場合、それを記載した人の名前をつけることがおこなわれてきました。アロイス・アルツハイマー博士によるアルツハイマー病のように誰でも知っているようなものがあります。日本発のものとしても、川崎病という川崎富作先生の名前を冠した小児の心疾患などがあります。昔、ハーバードメディカルスクールの卒業生などは、病気を「発見」して自分の名前をつけるのが夢であったそうです。

もちろん、病気には名前をつけないとややこしくてしかたないのですが、このような場合は、当然、病気の性質とはまったく関係なくつけられる訳です。なので、覚えさせられる医学生にはたまったものではありません。身近に医学生がいたら、膨大な病名、それも脈絡なくつけられた名前も含めて、を覚えなければならないのですから、ぜひ、いたわってあげてください。

症候群にも「発見者」の名前がたくさんつけられています。症候群というのは、いくつかの症状をあわせもった病態、のことをいいますが、すこしその概念を説明しておきましょう。原因が特定できれば、たとえ症状が多彩であっても、その原因を名前にして○○病といってかまわないはずです。が、昔は病気の原因がわからないことが多かったので、いろいろな症状をあらわす病気は○○症候群と名付けられました。そして、そのまま○○症候群とよばれ続けているものがたくさんあるのです。次に説明するカルタゲナー症候群や、性染色体の異常であるターナー症候群、クラインフェルター症候群などが、それにあたります。

糖尿病は、症状が多彩ですし、原因もいくつかに分類できますけれど、尿に糖（ブドウ糖です）が出るという症状だけから、糖尿病とよばれています。「糖尿症候群」であってもかまわないし、そのほうがむしろ正確なように思いますけれど、糖尿病です。こういったものは歴史的な経緯がからんでくるので、なかなかにややこしいものです。

メタボリック症候群、のように、比較的最近になって考案された症候群もあります。内臓脂肪型肥満があって、高血糖、高血圧、脂質異常症のうち二つ以上を有する場合、という定義は、予防を喚起しやすいというメリットがあるのでしょうけれど、病気という観点からは、あいまいすぎるような気がしないでもありません。

医学だけでなく、社会的な問題に「症候群」と命名されているものもあります。犯人と被害者が長い時間いっしょにいることによって、被害者が犯人に甘くなるというストックホルム症候群のように、時々耳にするものもありますね。

カルタゲナー症候群

さて、カルタゲナー症候群というのは、かなり希な遺伝性疾患です。症状には、まず、気管支拡張症と慢性副鼻腔炎（いわゆる蓄膿症）があります。この二つはちょっと似ていますから、両方あっても不思議な感じはしません。しかし、この病気の代表的な症状の一つに、全内臓逆位があります。ふつう、内臓は心臓が左で、肝臓が右より、というように臓器の左右は決まっていますが、それが逆になるのです。ただ、すべての患者さんで逆になる、というのではなく、約半数の患者さんで逆になります。他にも、男性の患者さんは不妊になります。なんだか、すごく多彩な症状でしょう。

しかし、これらの症状はたったひとつの原因によってひきおこされることがわかっています。その鍵となるのは、繊毛や鞭毛の運動です。気道や副鼻腔にはいってきた小さなホコリや細菌は、上皮細胞の表面にある繊毛の動きにより外に出されていきます。しかし、繊毛の動きがうまくいかないと、細菌などが効率よく排出されなくなります。その結果、細菌感染が繰り返され、気管支拡張症や慢性副鼻腔炎が生じやすくなります。また、鞭毛がうまく動かないために、精子の運動も悪くなってしまい、男性不妊になるのです。

鞭毛や繊毛の動きが悪いのが原因ですから、カルタゲナー症候群は別名「繊毛不動症候群」ともよばれます。ただ、繊毛が動かないのではなくて、たくさんある繊毛がシンクロナイズせずにばらばらに動くことによって引き起こされるので、この名称は必ずしも正しくないとされています。いたしかたないのですが、医学とか科学とかは、厳密性を重んじる先生が多いので、小うるさいことです。

左と右

内臓逆位が、なぜ繊毛の動きと関係あるのか、不思議に思われるかもしれませんが、大ありなのです。われわれの体には、三つの軸があります。前後軸（＝頭尾軸）、背腹軸、そして左右軸です。左右軸がどのようにしてできてくるのかについては、長い間わかっていなかったのですが、日本からの二つの研究が大きな貢献をしました。一つは、理化学研究所の浜田博司先生の研究です。浜田先生は、発生の初期過程において、体の左側だけで発現する遺伝子を見つけ、lefty（左利き）と名付けられました。

もう一つは、東京大学医学部の廣川信隆先生の研究で、キネシンというモーター蛋白が機能しないマウスを作ると、左右軸ができなくなる、ということを見つけられました。すなわち、キネシンが正常に機能して繊毛の運動がうまくいくことが、左右ができるのに必要なのです。最初は、繊毛の運動によって、左右を決める物質が片側にかたよるために左右軸ができると考えられていたのですが、どうも、そんなに単純なことではなさそうです。

カルタゲナー症候群は、微小管にくっついて機能するモーター蛋白の遺伝子の異常によって発症することがわかっています。その異常によって、繊毛や鞭毛がうまく動かなくなって、先に書いたような様々な症状が引きおこされるということなのです。

こうやって見てみると、カルタゲナー症候群のように、初めて聞いた病気であっても、ちょっとした知識があれば、そのいくつもの症状を論理的に理解できることがわかるでしょう。日本語の「病因」には、根本的な原因である etiology と、どのようにして病気が発症するかの pathogenesis があると序章で書いたのを覚えておられるでしょうか。カルタゲナー症候群の場合は、前者がモーター蛋白の異常、後者が繊毛の運動異常とそれによって引きおこされる様々な症状、と短くまとめることができます。

中には病因を理解するのが難しい病気もありますが、ほとんどの病気は、この程度の理屈でおおよそ理解することが可能です。専門用語がたくさん出てくるので難しいような気がするかもしれませんが、それは、決して論理的な難しさではありません。単に、ちょっとした知識がないからだけです。医学や生物学で使われる論理の多くは、小学校高学年の気の利いた子だと理解できる程度のことがほとんどです。まぁ、いってみればちょろいもんです。

自分や周りの人が病気になって、お医者さんに説明を聞くとき、難しそうだと思わずに、医学で使われる理屈なんかたいしたことないから、わかるはず、と思って聞いてみることをお薦めします。いちばんいいのは、まず自分で理解して、その理解した内容をお医者さんに伝えて、それが正しいかどうかを確認することです。そうすると、お医者さんの方も、お、なかなかわかってるやないのと、あなたを見る目がかわることでしょう。ただ、あまりしつこく尋ねたらいやがられるかもしれませんので、ご注意をば。

細胞に溜まるいろいろなもの

いろいろな物質──まったく無害なものから有害なものまで──が細胞に蓄積することがあります。それらには、細胞の中で作られて放出できなくなってしまったものもあれば、細胞の外から取り込まれたものもあります。また、細胞外から取り込まれたものには、天然物もあれば人工物もあります。ここではそのいくつかについて説明します。

さきに可逆性変化の例としてあげた脂肪肝は、肝臓の細胞に脂肪が蓄積した状態です。高級食材であるフォアグラは、ガチョウや鴨に大量のエサを食べさせて、脂肪を蓄積させた肝臓です。なんとなく油っぽくて黄色っぽいキモになります。無理矢理にエサを与えるのは虐待であるということで、いくつもの国でフォアグラ作りは禁止されています。が、最大のフォアグラ生産国であるフランスでは、文化である、ということで認められています。さすがは食文化の国フランスという気がします。

生理的な物質の蓄積

細胞内蓄積でいちばん頻度が高いのは、コレステロールの血管壁への蓄積、すなわち、動脈硬化です。動脈硬化は、専門的には粥状《じゅくじょう》硬化とよばれる状態をさします。これは、粥《かゆ》という字が示すように、血管の内腔に、粥のようなもろっとしたプラークとよばれる塊ができた状態をさします。その結果、血管に狭窄などがひきおこされます。そのプラークの本態は、コレステロールやコレステロールに由来するコレステロールエステルをため込んだマクロファージや血管平滑筋細胞の集団です。

鉄も細胞内にたまることがあります。我々の体の細胞には、鉄を吸収するメカニズムは備わっていますが、積極的に排出するメカニズムはありません。ですから、余分な鉄は細胞の中に蓄えられたままになってしまいます。幸いなことに、細胞内に鉄が多少たまってもさほど悪い影響はありません。

メラニンという色素は、皮膚にある色素細胞（メラノサイト）という細胞で作られます。そして、メラノソームという小さな袋（小胞）に貯蔵されます。そのメラノソームが、毛や皮膚上皮の細胞にうけわたされ、その結果、毛の色や皮膚の色が決まるのです。メラニンは、紫外線をブロックして、皮膚の細胞を紫外線から守る役割があります。ですから、白人に皮膚癌の頻度が高いのは、メラニンの量が少ないからだと考えられています。

異物の蓄積

何度か話にでてきているマクロファージというのは、非常に寿命の長い細胞です。小さな異物は、まず、そのマクロファージに食べられます。マクロファージの中で消化される場合もありますが、されない場合は、そのまま残ります。したがって、そのような物質は、相当に長い期間、マクロファージの中にとどまったままになります。

刺青は、その性質を利用したものです。ご存じのように、刺青はいろいろな色素を針で刺していれていきます。その色素は皮膚の結合組織に存在するマクロファージに貪食され、生涯、その場所にとどまります。若いころに入れた刺青を消そうと思う方も多いのでしょう。そんな場合、色素の種類によってはレーザーで分解することもできますが、完全に消すのは難しいようです。他に、タバコを吸う人、とくにヘビースモーカーの肺が黒くなるのも、炭粉がマクロファージに貪食されて蓄積されているからなのです。

老化と死からは逃げられない

だれもがいつか死ぬように、老化も決して避けることができない、いってみれば生理的なプロセスです。ショウジョウバエや、すぐ後に説明する線虫などは、同じ遺伝子を持った個体を同じ飼育条件で育てると、ほぼ同じような寿命を示しますから、寿命がきちんとプログラムされていると考えた方がいいのかもしれません。

しかし、人間を含むほ乳類となると、個体差が大きいので、厳密な意味でプログラムというのは少し難しいでしょう。同じ年齢の人であっても、すごく老けて見える人とかすごく若く見える人がいますよね。古来、不老不死は人類の夢でありつづけていますが、老いも死も決してさけることはできないのです。では、老いるメカニズムにはどのようなものがあるのでしょう。

早老症からのレッスン

ものすごいスピードで老化が進む遺伝病である早老症というのがあります。ときどき早老症の患者さんについてのTV番組があったりしますから、そういった患者さんの顔が思い浮かぶかもしれません。いくつもの種類の早老症が知られていて、それぞれの原因となる遺伝子が同定されてきています。これまでに、DNAの複製に関与する遺伝子や、DNA損傷の修復に関与する遺伝子などが原因遺伝子として報告されています。

ある遺伝子に異常があった場合に早老症になる、ということは、逆に考えると、その遺伝子は老化を防ぐ働きを持っている、ということになります。ですから、DNA複製、すなわち細胞の複製、や、DNAの損傷、が老化に関係している、ということになります。このように、早老症は非常に希な疾患ですが、その原因遺伝子の研究は、老化のメカニズム解明に重要な手がかりをあたえてくれています。

早老症に限らず、いくつもの遺伝性疾患から、重要な生物学的テーマが解明されることがあります。たとえば、日本人にはほとんどありませんが、サラセミア（地中海貧血）という病気があります。この病気はヘモグロビンのタンパク成分であるグロビンが作られないために貧血になる遺伝性の病気です。その患者さんの遺伝子を調べることにより、正常な遺伝子の機能について、じつにたくさんのことがわかりました。

重篤な遺伝性疾患のことを知ると、神様は過酷なことをするものだ、と思ってしまいます。本当に気の毒な病気もあります。しかし、そのような患者さんから供与いただいたサンプルで、新しいことがわかり、また、それが医療の進歩につながり、数多くの人々の治療に役立つこともあるのです。こういったことは、医学を学ぶ上において決して忘れてはならないことです。

テロメアとテロメラーゼ

1960年代、ヘイフリックという、すこし風変わりな研究者がおもしろい現象を見つけました。培養皿にくっついて増える細胞は、その底いっぱいにまで増殖したら、植え継いでやる必要があります。ヘイフリックは、正常なヒトの細胞を培養すると、50~60回しか植え継ぐことができないことを発見しました。これが、細胞レベルでの老化研究のはじまりです。当時は、この限界がどうしてひきおこされるのかわからなかったのですが、今では、テロメアが関係していると考えられています。

細胞が分裂して増える時には、DNAの複製が必要です。人間では、DNAは46本の染色体に折りたたまれていますが、それぞれの染色体が、細胞分裂の前に複製される必要があります。ちょっとややこしい話なのですが、テロメアと呼ばれる染色体の端っこだけは、他の部分とは違ったやり方で複製されます。そのための酵素がテロメラーゼです。

また用語の話になりますが、～aseというのは、酵素を示す接尾辞で、テロメア（telomere）を複製する酵素ということでtelomeraseなのです。～aseの発音は、ドイツ語では～アーゼ、英語では～エースです。今はほとんどの用語は英語由来ですが、読み方だけは慣用的にドイツ語的になっているものも多く、一般的にはテロメレースではなくてテロメラーゼと呼ばれています。

２００９年のノーベル賞医学生理学賞は、テロメア研究に輝きました。その中でも、最も先駆的な役割をはたしたエリザベス・ブラックバーン博士は、テトラヒメナという単細胞生物の研究でテロメアについての重要な発見をなしとげました。テトラヒメナという生物はちょっと変わっていて、ライフサイクルにつれて染色体がどんどん増えていくという性質を持っています。当然、テロメアもどんどん増えていきます。そんな生物を使うと、テロメアやテロメラーゼの研究がしやすいという発想で研究を続けたのです。

テトラヒメナのような生物の特殊な性質を用いた研究が、ヒトの老化やがんの研究にまで進展したというのは、ものすごいことだと思われませんか？　じつは、テトラヒメナはもうひとつノーベル賞をもたらしています。酵素は一般的にはタンパクです。しかし、ＤＮＡに似た核酸であるＲＮＡにも酵素として働きうるものがあるのです。そのことが最初に発見されたのもテトラヒメナなのです。昨今、役にたつ研究をという風潮が強いのですが、テトラヒメナを使った、役にたつかどうかわからない研究が大発見につながることもあるのです。

幹細胞、がん細胞とテロメラーゼ

我々の体の普通の細胞にはテロメラーゼ活性がありません。ですから、染色体の端っこであるテロメアは、細胞が分裂するたびに短くなっていきます。そして、分裂回数が進んでテロメアがある程度以上短くなると、もう分裂ができなくなります。これがヘイフリック限界です。ですから、この「テロメア短縮」も、細胞レベルでの老化要因の一つなのです。

しかし、幹細胞という一群の細胞にはテロメラーゼ活性があります。幹細胞という言葉は、20年ほど前までは専門家以外は知らないような言葉でしたが、再生医療の発展とともに、マスコミなどでよく目にする用語になってきました。これも広辞苑をひくと「生体を構成する細胞の生理的な増殖・分化などの過程において、自己増殖能と、分化する能力とをあわせ有する細胞。血球・粘膜上皮・表皮などで細胞が枯渇しないのは幹細胞の存在による。」とあります。

血球＝血液細胞や、粘膜上皮・表皮の細胞は寿命が短いので常に作られ続ける必要があります。表皮の細胞の寿命は3～4週間で、最後は垢になってこぼれ落ちていきます。そういった細胞を一生の間作り続けてくれるのが幹細胞なのです。

幹細胞には造血幹細胞や上皮、毛の幹細胞といったような臓器に存在する幹細胞と、試験管の中で無限に増殖できる多能性幹細胞があります。ご存じiPS細胞やES細胞が多能性幹細胞で、ほぼすべての種類の細胞に分化することができます。日本ではiPS細胞ばかりが報道される傾向が強いのですが、世界的には、ES細胞が臓器幹細胞の研究も非常に盛んにおこなわれています。

臓器の幹細胞は、分化した細胞を死ぬまで作り続けなければなりません。また、多能性幹細胞は無限の増殖能を持っています。いずれの幹細胞も、テロメラーゼ活性を持っているために、分裂してテロメアがすり切れてしまうことはないのです。このように、一般的に幹細胞はテロメラーゼ活性を持っています。

では、活性のない細胞でテロメラーゼを活性化すれば、老化を防げてすばらしいことかというと、そんなに単純な話ではありません。それは、無限に増える細胞、がん細胞を考えてみるとわかります。がん細胞とて、テロメア短縮が生じては、どんどん増えることはできません。第3章で詳しくお話ししますが、がん細胞ではテロメラーゼの活性化が生じて、それが無限の増殖に必須です。すなわち、テロメラーゼの活性化は発がんのひとつの要因なのです。なので、それを逆手にとって、テロメラーゼ活性を抑制することにより、がんの治療が可能なのではないかとも考えられています。

線虫や酵母からのレッスン

テトラヒメナは、研究の材料として一般的ではありません。医学研究に最もよく使われる生物は、マウス、すなわちハツカネズミ、です。しかし、もっと下等な生物もよく使われています。というのも、生物には、ほ乳類であろうが、昆虫であろうが、もっと下等な生物であろうが、共通した生命現象があるからです。さきに述べたテロメアの分子機構など、基本的なところは、酵母やテトラヒメナのような単細胞生物にまで共通しているのです。

老化研究のもう一つの大きな流れは、*C. elegans*（通常「シー・エレガンス」とよばれます）という線虫や酵母の研究からはじまりました。*C. elegans* は、たかだか1000個くらいしか体細胞を持たない体長が1ミリくらいの小さな生き物です。しかし、この生物は、アポトーシスや老化、そして、RNA干渉とよばれる、ものすごく重要な生命現象の研究に大きな役割をはたしてきました。

C. elegans の研究から、その寿命を延ばす突然変異が見つかっています。寿命に関係する遺伝子は大きく三種類に分けられます。一つは、身体活動のリズムを制御する遺伝子である時計遺伝子です。二つ目は、先にお話しした活性酸素に関係する遺伝子です。そして三つ目は神経や内分泌に関係する遺伝子です。そして、それらは我々の老化にも関係していると考

えられています。

単細胞生物である酵母にも寿命があります。その研究により、酵母からヒトまで共通した、寿命を制御するメカニズムがあるのではないか、ということがわかってきました。その手がかりとなったのは、Ｓｉｒ２（サー・ツーと読みます）という名前の遺伝子です。酵母では、Ｓｉｒ２遺伝子の量が減ると寿命が短くなり、活性化されると寿命が長くなります。そして、そのＳｉｒ２と似た遺伝子は、ヒトにも存在しています。サーチュインと名付けられていて、ヒトではＳＩＲＴ１からＳＩＲＴ７までの七種類が知られています。そして、ヒトの寿命にもこのサーチュインは大きく関与しているのではないかと考えられています。

寿命とカロリー

マウスの実験で証明されている、寿命を延ばす方法が一つあります。それはカロリー制限、それも、通常の70％と、毎日ひもじさに耐えなければならないほどのカロリー制限です。この研究に基づいて、摂取カロリーと寿命の関係をしらべようと、アカゲザルを用いた実験がおこなわれました。２００９年にウィスコンシン大学のグループから、カロリー制限をすると寿命が延びるという論文が発表されました。それから3年後、米国国立老化研究所からは、カロリーを制限しても、健康状態は改善するけれど寿命は延びないという、逆の結論の論文が出されました。

困りますよね、同じような研究で違った結果になったんですから。この場合は特に、20年以上もかけた壮大な実験ですからなおさらです。これはいかん、手打にしよう、という相談があったのかどうかわかりませんが、この本を書いている最中に、両方のグループが共同で双方のデータを詳細に比較して、新たな論文を発表しました。

その論文によりますと、二つの結果が違ったのは、どんな餌を与えていたかなど、異なった実験条件を用いたことによるものであった、ということです。そらそうですわなぁ。それ以外考えにくいですわなぁ。最終的な結論としては、カロリー制限は老化の抑制と健康状態の改善には有効ということはわかったけれど、寿命についてははっきりした結論はでなかったということです。完全にコントロールされた条件で実験しても、こういう結果だったのです。このような研究をヒトでおこなうのは極めて困難で、残念ながら、カロリー制限と寿命の関係は将来的にも証明されることはないでしょう。まぁ、腹八分目っちゅうのは昔から言われてることですし、守るにこしたことはありませんけどね。

長寿をめざしてカロリー制限を実践している人がいるという噂を聞いたことがありますが、70%にカットというと、なかなか厳しいものがあります。思うように食べずとも長生きしたいという人もいれば、思いっきり食べて早死にしてもいいや、という人もいるでしょう。健康に生きていくのがベストなことはいうまでもありませんが、友人でミステリー作家の久坂部羊君が名付けたような、なによりも健康を守り抜くことが大事で、健康のためには命も惜しまない守銭奴ならぬ「守健奴」になってしまっては本末転倒みたいな気がします。人それぞれ、としか言いようがありませんけれど。

また、カロリー制限による長寿とサーチュインには大きな関係があると考えられています。というのは、サーチュインは、カロリー制限によって活性化されることが知られているからです。また、マウスでサーチュインを過剰発現させると寿命が延びたという実験結果もあります。

将来、何かのお薬でサーチュインを活性化することができれば、長寿のお薬になるかもしれないとも考えられています。また、赤ワインなどにふくまれているポリフェノールの一種はサーチュインを活性化すると言われています。ひょっとしたら、赤ワインを適度に飲む人は寿命が長い、という疫学的な結果は、そういったことと関係があるのかもしれませんが、よくわかっていません。わたしなんかは、赤ワインを適量だけ飲んでがまんできるような人は自制心が強いに違いないから、それが寿命に関係してるんじゃないか、とか、思ってしまいますけれど。

アンチエージング

ここに簡単に紹介しただけでも、ＤＮＡの損傷あり、活性酸素あり、テロメアあり、カロリー摂取あり。ほかにも、アポトーシスあり、ストレスあり、タンパクの異常あり、と、老化の要因は実にさまざまです。それらが重なり合った現象が老化の本態です。老化研究が進み、いろいろなことがわかってきていますが、すべてを防ぐなどということは絶対にできないことです。がんのところで述べますが、がんを撲滅するのが不可能である、というのと同じ意味で、老化をなくす、ということは不可能です。もちろん、ある程度、進行をおさえることは可能でしょう。それが、ご存じアンチエージングです。

ＴＶコマーシャルでもしょっちゅうやっていますし、クリニックもたくさんありますから、相当な需要がありそうです。アンチエージングに関係する学会に講演で呼ばれて行ったら、ミニスカートのおねえちゃんが外車を売っててびっくりしたことがありますから、きっとたくさん儲けてる先生もおられるのでしょう。

もちろん、活性酸素を減らすなど、老化対策という意味だけでなく、健康のためにやったほうがいいだろうということもあります。しかし、老化はある意味で生理的な過程でもあるのです。アンチエージングをやめろなどとは言いませんが、大枚をはたいている方は、そのことをふまえて、一度たちどまって考えてみられてはどうでしょう。

自慢じゃありませんが、私は毛髪が不自由です。どれくらい不自由かというと、高校の同窓会にいったら、先生と間違われたくらい不自由です。若いころは気にして、育毛剤を、それも日本で認可されていないお薬を、米国留学中の後輩から送ってもらっていたことがあります。確かに効きました。

が、ある日、ふと思ったのです。いつまで続けるのか、と。そして、こんなことしていいことがあるのか、と。抜け毛をある程度は防げても、着実に毛は減っていきます。主観的には抜け毛が減ったといっても、客観的にはハゲは着実に進行しているのです。もともと女性にもてたりしないのですから、毛の多寡で、もてるとかもてないとかに影響があるようなことは断じてありません。なんでこんなことせなあかんの？　どう考えてもアホみたいやん。そして、やめました。潔く生きていこうと決めました。少なくともわたしの場合は、人生観にも大きな影響がありました。

育毛剤だけでなく、アンチエージング全般に似たようなことが言えるのではないかという気がします。我が国は、高齢「化」社会ではなくて、すでに超高齢社会になっています。お年寄りが健康に生きる、というのは、もちろん大事なことです。でも、アンチエージングがもてはやされる社会というのは、必ずしも健康的ではないように思います。赤瀬川原平さんではないですけれど、無理に抗うことなく、「老人力」をポジティブにとらえて、おぉ、こんなところにも老化がきたか、と、日々新たな発見をしながら上手に老いていくのが、あらまほしくおかし、なのではないかと思っています。

人みな骨になるけれど

大阪大学医学部の先輩である故・頼藤和寛先生のご本に『人みな骨になるならば——虚無から始める人生論』というのがあります。10年以上も前の本で、いまは絶版になっていますが、積極的ニヒリズム、とでもいうのでしょうか、どのようなことがおこっても「人みな骨になるならば」と唱えれば、腹もたたないし、絶望することもない、といったような内容でした。もちろん、人間、みな骨になるのですから「人みな骨になるならば」という教えは卓見です。しかし、「人みな骨になるけれど」という考えも悪くないのではないかという気がしています。

ちょっとたいそうですが、生きていくというのはどういうことか、病理学総論的に考えてみたいと思います。この章を読んで、ごく健康に生きているように見えていても、我々は、我々の臓器は、そして、我々の細胞は、常に外部からなんらかの攻撃をうけていることがおわかりいただけたかと思います。そして、それに対応して、「人みな骨になるけれど」、なんとか正常な状態を保とうと、いろいろなメカニズムを駆使してやりくりしている、というのが、生きているということなのです。

病気というのは、細胞の働きがいろいろな傷害をまかないきれなくなって破綻した状態、という言い方ができます。しかし、そのような状態になってもすぐ死ぬわけではありません。細胞たちは、正常とは少し違った状態で、ちょっと専門的な言葉になりますが「病態生理」的に新しい平衡状態で生きていくようになるのです。ある意味、だましだまし、というところでしょうか。なんだか、細胞の生きざまって人生といっしょみたいな気がしませんか？

精神は「人みな骨になるならば」と達観しながら、肉体は「人みな骨になるけれど」と踏ん張っていく。そんなおとなにわたしはなりたい。って、もう還暦ですけど。

第2章

さらさらと流れよ血液

血行動態の異常、貧血、血栓症、ショック

からだ中に張りめぐらされた血管網を流れる血液

血液とは何かを知らない人はいないでしょう。でも、念のために広辞苑をひいてみると「動物体内を循環する体液の一種。脊椎動物では血球（赤血球・白血球・血小板）および血漿から成る。組織に酸素・栄養を供給し、二酸化炭素その他の代謝生成物を運び去る」とあります。なるほど、そのとおり。って、あたりまえか。

人の体、血液の量はおよそ体重の13分の1とされていて、広辞苑の定義にあるように、細胞成分と血漿からなりたっています。およその細胞成分は、体積でいうと、男性で40～50％、女性で35～45％で、そのほとんどは赤血球です。そして、酸素は、赤血球の中にあるヘモグロビンに結合して運ばれます。

血液は、からだ中に張りめぐらされた血管をかけめぐります。その血管の長さ、どれくらいあるかご存じでしょうか？　なんと総延長10万キロ、地球を2周半もする長さがあるとされています。そんなに長い血管がほんとうにあるのか、という気がしますが、そのほとんどは、直径が100分の1ミリ程度で、赤血球がようやく通れる程度の太さしかない毛細血管です。

我々の体の3分の1は水でできています。体のすみずみまで水分をいきわたらせるのも、血液の大事なはたらきのひとつです。そのバランスがくずれると、組織に水がたまってしまって「浮腫」になったり、干からびて脱水になったりします。また、出血などで血液が失われると、血圧が下がってショックといわれる状態になります。

けがをすると出血しますが、小さなけがだと、自然に血が止まります。そのためには、血液の細胞成分である血小板と、血液の非細胞成分である血漿の中に存在する、凝固因子と呼ばれる一群のタンパクが働きます。これらの二つによって血栓がつくられて血が止まる、すなわち止血されるのです。この現象は、小さな怪我をしたりすると日常的に目にすることがあるので、ごくあたりまえのことと思われていることでしょう。

しかし、少し考えてみてください。怪我をしてない時に、血管の中で血栓ができてしまっては困ったことになりますよね。逆に、怪我をして止血すべきときにうまく血栓ができなくても困ったことになりますよね。ですから、血液は、何かがおきればいつでも血栓を作ることができるように、それと同時に、何もないときは血栓ができないようにという絶妙なバランスの上になりたっているのです。

浮腫

浮腫というのは、組織あるいは体腔に水分がたまる状態です。日常的に経験するのは、ずっと立ち仕事をした後や、座っていた後の足のむくみです。大阪の方言かもしれませんが、わたしの祖母などは、よく「足が浮いてなぁ」というてました。広辞苑で浮腫を引くと、愛想なしに「水腫に同じ」と書いてあります。けど、水腫というと、もっとじゃぶじゃぶに水がたまっている感じがしますし、医学的には水腫より浮腫の方がはるかに一般的です。で、その水腫は「身体の組織間隙または体腔内にリンパ液・漿液が多量にたまった状態。皮下組織では外表からむくみとして認められる。水症。浮腫。水気。」とあります。

浮腫を理解するための基礎知識

「組織あるいは体腔」の体腔というのは、肺や心臓がはいっている胸腔、胃腸や肝臓などが

［図2］ 組織における「水」の出入り

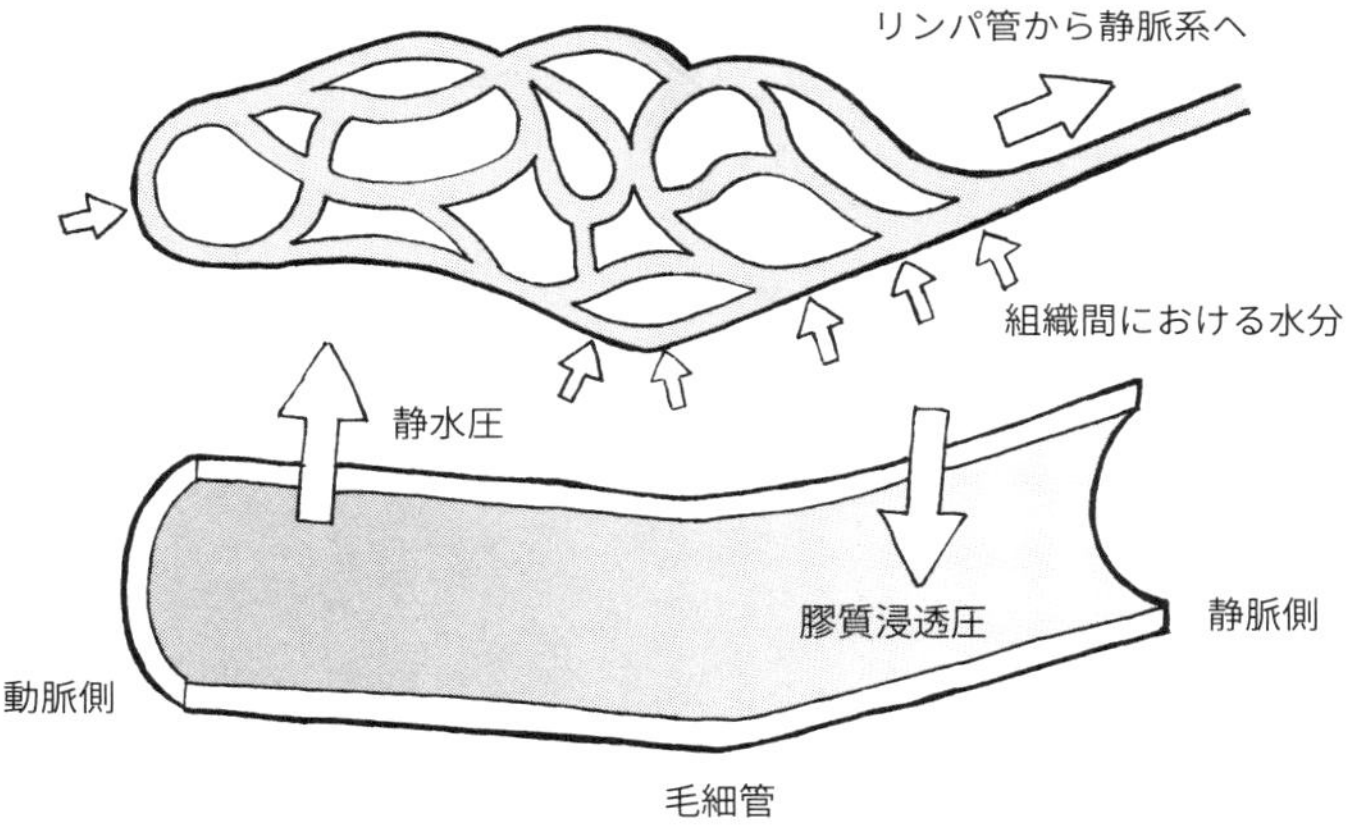

毛細血管の近くでは、動脈側では静水圧が膠質浸透圧よりも上回って水分が組織へ、逆に静脈側では膠質浸透圧が静水圧を上回って水分が血管へ、と移動します。組織ではやや水分がたまり気味になるのですが、その余分な水分はリンパ管を経由して静脈系へと戻っていきます。

はいっている、胸腔とは横隔膜をへだてて存在する腹腔などを言います。「腔」の正しい読みは「コウ」だそうですが、通常「クウ」と発音されます。そして、胸腔に水がたまれば胸水、腹腔に水がたまれば腹水です。

さて、浮腫のできるメカニズムとはどのようなものでしょう。

心臓から出ていった動脈はどんどん細くなり、毛細血管になって、次は静脈になります［図2］。そのあたり、すなわち末梢組織では、血管と血管外組織の間で水の出入りがあります。物理法則に則って、というほどたいそうなことではないのですが、血管の中と組織の中の圧の差によって、圧の高い方から低い方へと水が移動します。血管内の水圧は、血管の中から外へ出て行こうという圧力として働きます。これは、静水圧とよばれていて、動脈側から毛細血管、そして、静脈側へと、だんだんと低くなっていきます。

もうひとつの大事な圧は「膠質浸透圧」とよばれるものです。医学用語や科学用語は、明治時代の先人が訳してくれたのですが、時々、今ではあまり使われない漢字があてられたりするのが困りものです。膠はニカワのことで、「膠質」は「こうしつ」とよみます。コロイドに対する訳語で、タンパクのような小さな粒子が水の中に分散しているような状態をさします。

毛細血管やその前後にある細い動静脈の壁は、水を通しますが、タンパクは通しません。血漿中にはアルブミンというタンパクが大量に存在するのですが、組織間の液中にはありません。ですから、血管の中と外では、タンパクの濃度がちがうのです。そのタンパクの濃度の違いが圧の差を生み出して、それを膠質浸透圧といいます。

タンパク濃度の高い血漿とタンパク濃度の低い組織間液が、水だけを通す壁で仕切られているような状態です。なので、水が濃度の低い方から高い方へと移動して、タンパクの濃度が平均化されていきます。その圧が膠質浸透圧です。毛細血管とその前後の動静脈あたりで、血管から外の組織へと水を押しだそうとする静水圧、そして、組織から血管へと水がはいってこようとする膠質浸透圧。その二つのバランスによって、水分がどちらへ動くかが決まっているのです。

静水圧と膠質浸透圧のバランスでいくと、やや組織に水がたまり気味になるようになっています。そうでないと、からだが干からびてしまいます。でも、組織にたまりすぎると浮腫になってしまいます。そこで、もうひとつ、重要なファクターがあります。それがリンパ系です。組織にたまった水分は、リンパ系が汲み出してくれるのです。リンパ管は最終的には静脈へつながっているので、組織にしみ出た余分な水分はリンパ系から血管へともどっていくということになります。

少し長くなりましたが、これで基礎知識は万全です。では、どのような時に浮腫になるのでしょう？　ここでもロジックはきわめてシンプルです。ここまで書いた三つの重要なファクター、静水圧、膠質浸透圧、リンパ系による排出、このどれかがおかしくなると、組織に水がたまってしまうのです。

どんな病気で浮腫になる？

まずは、静水圧の上昇から説明しましょう。静水圧が上昇すると、当然、血管から組織へ出ていく水の量が多くなるために、浮腫になります。たとえば、静脈の圧が上昇してしまうような時です。これには、全身性のものと局所性のものがあります。

全身性のものは、心不全、心臓の働きが悪くなった状態です。そうなると、大静脈から心臓への血液の還流がうまくいかなくなって、体中で静脈の圧があがります。もうひとつは、局所性のもので、静脈に血栓ができて、血液がうまく流れなくなってしまうような状態です。血栓という言葉については後で詳しく説明します。

次は、血漿の膠質浸透圧の低下です。膠質浸透圧というのは、先に述べたように、血漿中のアルブミンというタンパクの濃度によってきまります。その量が少なくなれば、膠質浸透圧が下がるわけです。では、どんな状態になると、そうなるのでしょう？　ここも単純に考えればわかります。アルブミンがうまく作られないような状態か、アルブミンが失われていくような状態です。アルブミンが作られない状態は、肝硬変のような肝臓の病気や栄養失調によってひきおこされます。そして、アルブミンが失われるのは、腎臓の疾患で尿にアルブミンが出て行ってしまうネフローゼ症候群のような病気の時です。

また、腎不全で尿が出なくなっても当然浮腫になります。心臓、肝臓、腎臓、それぞれの病気で浮腫がひきおこされるのですが、それぞれのメカニズムが違う、ということがおわかりいただけたかと思います。理屈は本当に単純ですね。

もうひとつの原因として、リンパ管が慢性的に詰まると、浮腫が引き起こされます。典型的なのはフィラリア感染によるものです。フィラリア症というと犬の病気と思われるかもしれませんが、ヒトにも感染して、リンパ管やリンパ節の炎症が生じることがあります。その結果として、リンパ管の閉塞や破壊がおこり、浮腫になるのです。

脚の付け根である鼠蹊《そけい》部のリンパ管が閉塞すると、下腿の浮腫や、陰嚢の水腫がひきおこされます。陰嚢に水がたまる場合は、浮腫とはいわずに陰嚢水腫といいます。なぜなんでしょう、袋に水がたまるからでしょうか。それはさておき、あの西郷隆盛がフィラリアによる陰嚢水腫だったことが知られています。

今はフィラリアのいい治療薬がありますから、慢性化させずに治療できますが、昔の写真を見ると、とんでもなく大きな陰嚢水腫が記録されていたりします。どれくらい大きいのが記録されているかというと、信楽焼きの狸もびっくりで、椅子に座って、陰嚢が地面につくくらい……。そうなると、何かと便利悪かったでしょうね。西郷隆盛の陰嚢水腫はどれくらいやったのか気になってきました。

水がたまりやすい場所

お医者さんに行くと、むこうずね、頸骨の前を押さえられることがよくあると思います。あれは脚をスキンシップしてくれているのではなくて、浮腫の有無を見ているのです。この場所は皮膚のすぐ下に骨があるので、水がたまるとすぐにわかるのです。圧した後に痕が残るので、専門用語では、圧痕性浮腫といいます。あと、眼窩（目のまわりのくぼみ）も、結合組織がゆるゆるなので、水がたまるとわかりやすい場所のひとつです。

自分自身のからだについて、不思議だなぁと思うことがあります。体重が増えないように、かれこれ10年近く、毎朝体重を量っています。飲み過ぎたり食べ過ぎたりして、あっちゃぁ体重が増えとるぅと思うことがよくあります。というのは仕方がないのですが、そんなことをした記憶がないのに、1〜2キロの体重増加が一週間近く続くことがあるのです。

たとえば、登山などで体を動かして長時間にわたって大汗をかいた後、それから、国際線で長時間飛行機に乗った後、とかです。誰もがそうなるのかどうか、わかりません。もしかすると、私だけが「水ぶくれ」体質なのかもしれません。いろいろ調べてみてもよくわからないのですが、たぶん、脱水気味がある程度以上の時間続くと、体がなんらかの適応反応を引き起こすのではないかとふんでいます。

長く続けているダイエット法は体重の記録だけなのですが、ダイエットフェチなので、これまでにいろいろなダイエット法を試してきました。リンパマッサージダイエットもやったことがあります。確かに、多少は体重が減ります。たぶん、マッサージすることによって、組織間液がリンパ系に押し出されるからでしょう。

フェイシャルエステも2回だけ、二人の娘の結婚式の前にやったことがあります。確かに顔がシュッとした状態が2日ほど続きます。これもリンパマッサージといわれるものと同じ原理です。しかし、このようなものがダイエットかといわれると、どうなんでしょう。ただ単にリンパに水を押し込んで水分を少し除いているだけですから、サウナに入って体重が減ったのと似たようなものです。

先に書いたフィラリアや、手術でリンパ節を除いた後に、リンパ系が閉塞してリンパ浮腫になることがあります。このような場合は、閉塞した場所よりも末梢、すなわち心臓から遠い方、が浮腫になります。乳がんの手術で、腋窩（腋の下）のリンパ節を取り除いてリンパ系が閉塞した場合、腕に浮腫ができることがあるのはこの原理です。

リンパ浮腫では、圧迫してやるためのサポーターが用いられます。そうすると、組織にたまった液がリンパ系に行きやすくなるのです。また、リンパ浮腫の治療としてマッサージもおこなわれます。ネット検索でいっぱいひっかかってくるダイエット法としてのリンパマッサージは、原理としては同じかもしれませんが、治療としてのリンパマッサージとは区別して考えたほうがいいように思っています。

出血

生まれてこの方、出血などしたことはない、という人はほとんどおられないでしょう。説明はいらないでしょうが、念のために広辞苑をひくと「血液が血管外に流出すること」とあります。わかりやすい。出血といっても、体の外に出て行くとは限らなくて、皮下出血や腹腔内出血といったものもあります。

どれくらい出血したら死ぬのでしょう

これは意外と難しい問題です。ゆっくりと出血する場合と急速に出血する場合で違うからです。もちろん、じわじわとした出血の方が耐えやすいのです。それに、出血する場所によっても違います。たいした量ではなくとも、呼吸などを制御する脳幹部に出血がおこると即死することもありえます。ここでは、交通事故などで血液が急速に体外へと失われる場合について考えてみましょう。

さきに書いたように、血液の量は体重の約13分の1ですから、体重65キロの人で、およそ5リットル、ということを頭にいれて読んでください。われわれの体は、ホメオスタシス＝恒常性を保つような働きがあります。ですから、少々出血しても持ちこたえることができます。10〜15％くらいなら失血しても、とりたてて大きな変化はありません。

それを超えて、出血量が15〜30％になると、血液の量が減った分を機能的に何とか代償しようとします。そのために、頻脈、すなわち脈拍が早くなります。量が減った分を回数で補おうとするのです。もうひとつは末梢血管の収縮がおこります。こうすることによって、血圧をなんとか維持しようとするわけです。

この程度の出血になると、頻脈と末梢血管の収縮という機能的な代償でかろうじて生きているという感じです。輸血までする必要はありませんが、血管内の血液量＝循環している血液の量を保つために、点滴で水分を補給してやる必要がでてきます。

さらに大量に出血して30〜40％が失われると、血圧が下がり、ショック状態に陥っていきます。日常的には、ショックというと、「急に加わる強い打撃。衝撃」「予期しないことに出会ったときの心の動揺。心理的衝撃」（いずれも広辞苑）で使われることが多いのですが、医学でいうところのショックは少し違います。広辞苑にもちゃんと書いてあって、「急激な末梢血液循環の不全状態。血圧および体温の低下、意識障害等を来し、重症の場合、脳・心臓・腎臓などの機能障害をひき起こして死に至る。出血・外傷、細菌毒素の作用などが原因」とあります。ここで説明している出血によるショックは、出血性ショックあるいは循環血液量減少性ショック、と呼ばれます。

循環血液量減少性ショック、日本語で書くとすごくたいそうですけど、英語ではあっさりしていて、hypovolemic shock。hypo（ハイポと発音します）は、hyper＝過多の逆。volemicというのはvol-emiaで、volはボリューム、量。なんとかemiaというのは、血液の病気をさす接尾辞です。たとえば貧血というのは否定の接頭辞anにemiaがついてanemiaです。-emicというのは-emiaの形容詞形ですから、hypovolemicで、血液の量が少なすぎる、という意味になります。医学英単語というのは膨大な数があって、ラテン語やギリシア語が語源のものも多いのですが、このような合成語がけっこうたくさんあるので、系統立てて勉強すると、意外にすんなりと覚えられたりします。

話をもどして、30％以上の出血になると、血圧が下がるだけでなく、酸素を運搬する赤血球の数も減るのですから、組織への酸素供給が滞ります。その結果、第1章で述べたような低酸素状態になって臓器の機能障害が生じる危険性がでてきます。ですから、こうなると、単なる点滴での水分補給だけではなくて、輸血をおこなう必要がでてきます。

瀉血と輸血

中世から近代にかけて、欧米ではいろいろな病気に瀉血《しゃけつ》、人為的に出血させる治療法がおこなわれました。かの医聖ヒポクラテスの、「病気は体液の乱れによって生じる」という考え方に基づいたもので、17世紀に血液が循環することを発見したウィリアム・ハーヴェイでさえ、瀉血の積極的な信奉者でした。

まともな治療法がなかった時代とはいえ、どう考えても大間違いの治療法であったことは間違いありません。瀉血療法のためにいろいろな道具が開発され、ゆっくりと血を抜いていったようですが、もともと病気の人にやるのですから、ほとんどの場合は悪影響しか与えなかったはずです。

アメリカ合衆国初代大統領ジョージ・ワシントンもいまわの際に瀉血療法をうけています。喉の感染に対して行われたのですが、10時間かけて4リットル近くも血を抜かれたそうです。時間をかけてとはいえ相当な量です。ワシントンは身長が１９０センチ近くもあったとされていますが、少なく見つもっても総血液量の半分は瀉血されたはずです。直接死因ははっきりしていないようですが、出血性ショックの可能性が高いでしょう。

瀉血の反対が輸血です。医療に本格的に輸血がとりいれられたのは、20世紀の初めころからです。そのころの輸血は、今とはまったく違います。輸血をうける人の静脈と、血液をくれる人の動脈を手術でつなぐこと（動静脈吻合《ふんごう》といいます）によっておこなわれていました。高度な技術を必要とする手術ですし、簡単に、という訳にはいきませんでした。

輸血の歴史は、戦争と大きくかかわっています。輸血の「需要」が急増したのは、マシンガンなどの大量殺戮兵器が初めて使用された第一次世界大戦です。幸いなことに、ちょうどそのころ、いまと同じような輸血が可能になりました。といっても、血液の入れ物は、現在使われているようなぐにゃぐにゃのプラスティックバッグではなくてガラスの瓶でしたが。

止血のところで説明するように、血液というのは、体の外にとりだしてほうっておくと固まってしまいます。これを凝固といいます。だから、昔は、貯めて使うことができなかったのです。しかし、ちょうど第一次大戦が始まったころに画期的な発見がありました。クエン酸ナトリウムという単純な物質を加えるだけで、凝固を防げることがわかったのです。そのメカニズムについては後述します。

第二次世界大戦時、アメリカでは、戦地へ大量の輸血を送るため、献血のシステムが整えられました。そして、そのシステムが、戦後、医療に利用されるようになりました。こういう経緯であったので、以前は、あまり安全性には留意されることなく、いまとなっては不要と判断されるような輸血も頻繁に行われていました。

エホバの証人が教えること

「エホバの証人」は、キリスト教系の新宗教で、その教義において輸血を禁じていることで有名です。昔、近畿地区のある公立病院の外科にエホバの証人の信者である外科医の先生がおられて、輸血をせずに手術をしてもらえるというので、信者の方がけっこう来られているという話でした。かなり前の話ですが、確か、文藝春秋に手記も書いておられたはずです。

アメリカでは、過去数十年にわたり、エホバの証人の患者さんに対して「無輸血医学」とでも訳せばいいのでしょうか、「Bloodless Medicine（直訳すれば〝無血医学〟）」というプログラムが、何十カ所かの病院でおこなわれてきました。これは、エホバの証人の信者である医師によるといったものではなく、人道的な理由によるものです。

エホバの証人では、手術の前に採血しておいて貯蔵し、必要な時に輸血する自己血輸血も禁じられています。一旦、体から出てしまった血液はだめということなのです。しかし、血液透析のように、体につながった器械を通して、貯蔵することなく血液を戻すのはかまいません。なので、手術の際に、閉鎖回路で、すなわち患者さんの血管につないだままで、血液を保存して、そのまま戻すのはかまわないとされているのです。

そこで、回収式自己血輸血という方法も開発されています。手術中に出血した血液を吸引して、生理的食塩水で希釈・洗浄し、遠心分離で血液細胞だけを回収します。手術に際して出てきた組織片などをマイクロフィルターで取り除いて、患者さんに戻すのです。これを、閉鎖回路でおこなうのです。

このような医療から、一般的な医学では輸血がおこなわれすぎているのではないか、ということがわかってきました。もしかすると、できるだけ輸血をしない、という考えが拡がっていく可能性もあります。さきに書いたように、第二次大戦中に、たいしたエビデンスもなく輸血が多用されたことや、貧血の患者さんに輸血すると元気がよくなる、といったことから、これまでは、必要以上に輸血がおこなわれていたのかもしれません。

現在では、瀉血のようなひどいことはありません。しかし、皆が信じている医学の「常識」というのは、必ずしも正しいとは限りません。医学に限ったことではありませんが、先入観なしに物事を見つめるというのはものすごく大事なことなのです。

血液ドーピング

宗教上の理由で輸血できない人がいる反面、してはいけないのに輸血をする人もいます。それは血液ドーピングです。自分の血液を採血して保存、そして、赤血球の数が回復してから、保存しておいた血液を輸血するというドーピングの方法です。血液ドーピングには、このような自己血輸血の他に、赤血球を増やすホルモンであるエリスロポエチンという薬剤を使う方法もあります。いずれにしても、赤血球数が増えて、血液の酸素運搬能力が高くなって、運動能力があがります。マラソンのような長距離競技などで有効とされていますが、なんといっても有名なのは自転車競技での血液ドーピングです。

ツール・ド・フランスで前人未踏の7連覇を果たした――というよりも、次に述べるように、果たしたとされていた、が正しいのですが――ランス・アームストロングにはドーピングの噂が絶えませんでした。しかし、本人は完全に否定していました。アームストロングは、それ以前に精巣腫瘍の治療をうけていました。精巣腫瘍の標準的な治療にはブレオマイシンという抗がん剤を使います。しかし、そのお薬には、肺線維症という副作用を伴います。その副作用が出れば、自転車競技の選手としての生命は絶たれます。

アームストロングは、アメリカ中の専門家を回り、ブレオマイシンを使わない治療法を選択し、完治します。そのような治療経験から、私ほど薬剤の恐ろしさを知っている者はいない。そのような人間がドーピングなどするはずがない、と強く主張していたのです。しかし、真っ赤なウソでした。

がん患者に勇気を与えていたアームストロングでしたが、ドーピングしていたことが告発され、その名声は地に堕ちました。病気を克服してトップに登り詰めたストーリーを綴った自伝『ただマイヨ・ジョーヌのためでなく』は感動を誘うベストセラーでしたが、いまや絶版です。もちろん、ツール・ド・フランスでの優勝記録も剝奪されてしまいました。

アームストロングのドーピングを描いた映画『疑惑のチャンピオン』では、自己血輸血やエリスロポエチンの注射が生々しく描かれています。血液中の赤血球の割合をヘマトクリットといいます。ヘマトクリットの値が高すぎると血液ドーピングが疑われるのですが、その抜き打ち検査をすり抜けるため、高速で大量の点滴をして赤血球の割合を薄めるというシーンもありました。

一方で、生来、赤血球数の多い家系があります。有名なのは冬季オリンピックで3個の金メダルを獲得したフィンランドのクロスカントリースキー選手エーロ・マンティランタです。この人は、赤血球数が健常人よりも多いので血液ドーピングなどが疑われたことがありました。しかし、そうではありませんでした。

マンティランタの遺伝子を調べたところ、エリスロポエチンの受容体に突然変異があり、エリスロポエチンのシグナルが強くはいる、すなわち、赤血球がたくさん作られるようになる原発性家族性先天性多血症という「病気」だったことがわかりました。そのために、いわば、ナチュラルな血液ドーピングのような状態になっていたのです。ちょっと不公平な感じがしますが、これは生まれついての体質ですから、ドーピングではありません。

ドーピングは、競技者に不公平をもたらすだけでなく、危険性も伴います。血液ドーピングで赤血球の量が多くなると粘調度が高くなって、血栓ができやすくなります。そこへもってきて、激しい運動をするので脱水気味になり、相対的な赤血球量はますますあがるためにさらに粘調度が上昇し、非常に危険な状態になりかねないのです。

旧東ドイツなどでは、国家ぐるみでドーピングがおこなわれていたことがわかっています。直接的ではないのですが、1980年代に出された女子陸上での世界記録でいまだに破られていないものがたくさんあるのは、その動かぬ証拠だと考えられています。アンチドーピングが叫ばれていますが、いまだにドーピングはなくなりません。

成長ホルモンもドーピングの定番薬剤です。サッカーのスーパースターであるメッシ選手は、子どものころ、成長ホルモンの分泌不全による低身長の患者でした。有名な話ですが、FCバルセロナが治療費を負担して、成長ホルモンによる治療がおこなわれました。もし、その治療がなければ、背が低すぎて、おそらくサッカー選手として大成しなかったでしょう。これは、治療のためであり、運動能力を直接向上させるためにおこなわれた訳ではありませんし、現時点において成長ホルモンが使用されている訳ではありませんから、ドーピングとはみなされません。

現状ではそんなお薬はありませんが、将来的に、もし、子どもの頃に投与したら筋骨隆々になるような薬剤が開発されたら、どうなるでしょう。物心つく前に、将来スポーツで大成させようと、子どもに断りなく親が勝手に投与したら、ドーピングになるのでしょうか。メッシの例がドーピングではないと考えると、線引きは意外と難しそうです。

いずれは遺伝子ドーピングがおこなわれるようになるのではないか、とまで危惧されています。いまのところ、そういった遺伝子はわかっていないのですが、運動能力を向上させるような遺伝子が見つかれば、それを人為的に導入することが理論的には可能です。最近では、ゲノム編集という新しい技術、それも、比較的簡便で安全な技術、が開発されてきているので、まったくのSFという訳にはいかなくなってきました。

　もしそんなことがおこなわれたら、検査をしても、マンティランタと同じように、体質として判断せざるをえないようになるでしょう。そんなことはおこらないと願いたいところですが、いつまでたっても途絶えることのないドーピングの報道を見ると、もしかすると、と思ってしまいます。また話がそれてしまいました、すみません。

124

貧血

よくある病態なので、貧血についても、すこし説明しておきましょう。世間での「貧血」には二通りの使われ方があります。立ちくらみがしたり、長い間立ち続けたりして倒れたりした時に、貧血で、ということがよくあります。これは一般的には低血圧によるものであって、医学的には厳密な意味での貧血ではありません。広辞苑には、貧血の項に二つの説明があって、そのひとつが「ある臓器またはその一部に血流の減少した状態。脳貧血など。局所性貧血。」で、この貧血をさします。

正しい医学用語としての貧血とは、これも広辞苑によると、「血液中の赤血球数・血色素濃度・ヘマトクリット値が正常より減少した状態の総称。」とあります。血色素というのは聞き慣れないことばですが、ヘモグロビンの日本語名です。より一般化していうと、血色素濃度、すなわち、ヘモグロビンの濃度が低くなるのが貧血です。その結果、酸素運搬能が減少するのですから、症状として、動悸、息切れや倦怠感が生じます。貧血は病名というよりは病状をさす言葉で、いろいろな種類の貧血があります。

後天的な溶血性貧血

何度も言うようですが、医学におけるロジックは極めてシンプルです。貧血というのは赤血球の数が減った状態です。なので、原因としては、十分に作られないか、なくなりすぎているか、ということになります。出血すると、当然、赤血球が失われるので貧血になります。また、赤血球の寿命はおおよそ4ヵ月で、古くなったら脾臓で壊されるのですが、何らかの原因で正常な赤血球の寿命より早く壊されても貧血になります。

赤血球が破壊されることを溶血というので、そのような貧血は溶血性貧血といいます。ちなみに、英語ではhemolysisです。hemは血液を示す接頭辞で、ヘモグロビンとかヘマトクリットに使われてます。lysisは解糖のところで出てきましたね、溶かす、です。とても論理的にできています。

溶血性貧血は、大きく三つ、物理的な力によるもの、自己免疫によるもの、それから、遺伝性のもの、があります。いちばんわかりやすいのは、物理的な力によるものです。たとえば、マラソン選手が長距離を走ると、足の裏の毛細血管にある赤血球がある程度壊れます。もちろん、これを防ぐにはクッションのいいマラソンシューズを履けばいいのです。196

4年の東京オリンピックでのマラソン競技で優勝したエチオピアのアベベ選手は裸足で走ったのですから、いっぱい溶血していたかもしれません。ほかにも、楽器のボンゴを叩きまくったりすると、手のひらの毛細血管にある赤血球が圧迫されて壊れます。

また、ある種の病気では、毛細血管のような細い血管に小さな血栓が無数にできてしまうことがあります。そうなると、細いところを赤血球がうまくすり抜けることができなくなって、溶血してしまいます。これには、「微小血管傷害性溶血性貧血」という、知ってたら頭がよさそうに聞こえるちょっとかっこいい名前がつけられています。

免疫というのは、自己と非自己を認識して非自己をやっつける仕組みです。そのメカニズムのひとつに、非自己の物質に結合する抗体というタンパクがあります。正常な場合は、自分の体にもともとあった物質には反応しないのですが、なにかの拍子に、自己の細胞や組織に結合する抗体、自己抗体、ができてしまうことがあります。赤血球に対する自己抗体ができる場合もあって、そうなると、その自己抗体が結合した赤血球は脾臓で壊されやすくなります。このようにして発症する貧血を免疫性溶血性貧血といいます。

遺伝性の溶血性貧血とマラリア

遺伝性、すなわち、遺伝子の突然変異によって発症する溶血性貧血もあります。正常な赤血球の形は、真ん中がへっこんだ円盤のような形をしています。このような形ができるには、裏打ちして細胞膜を支えるタンパクなど、いろいろなタンパクの働きが必要です。そのようなタンパクの遺伝子に突然変異があるために、円盤状ではなく球状になってしまう病気があって、遺伝性球状赤血球症といいます。そうなると、円盤状の正常な赤血球に比べて変形能が低下して、寿命がくる前に脾臓で壊されてしまいます。そのために貧血になるのです。

ヘモグロビンは、グロビンというタンパクと、鉄を真ん中に持つヘムという物質が結合したヘムタンパクのユニットから構成されていて、そのユニットが四つ集まったものです。もう少し詳しくいうと、αグロビンとヘムからできているαサブユニットが二つとβグロビンとヘムからできているβサブユニットが二つ、計四つくっついたのがヘモグロビンです［図3］。

グロビンの遺伝子に異常がある病気が知られています。ひとつはサラセミアという病気で、αグロビンかβグロビンがうまく作れないために溶血が引きおこされます。もう一つは鎌形赤血球貧血とよばれる病気で、異常なβグロビンが作られるために、稲を刈る鎌みたいな形の赤血球ができ、溶血しやすくなります。サラセミアも鎌状赤血球貧血も、おそらく聞かれたことがないでしょう。それというのも、この二つの病気は、地中海沿岸やアフリカ、アジアのマラリア感染地域、および、その地域出身の人にしかない病気なのです。どうしてそんな不思議なことがあると思われますか？

［図3］ ヘモグロビンの構造

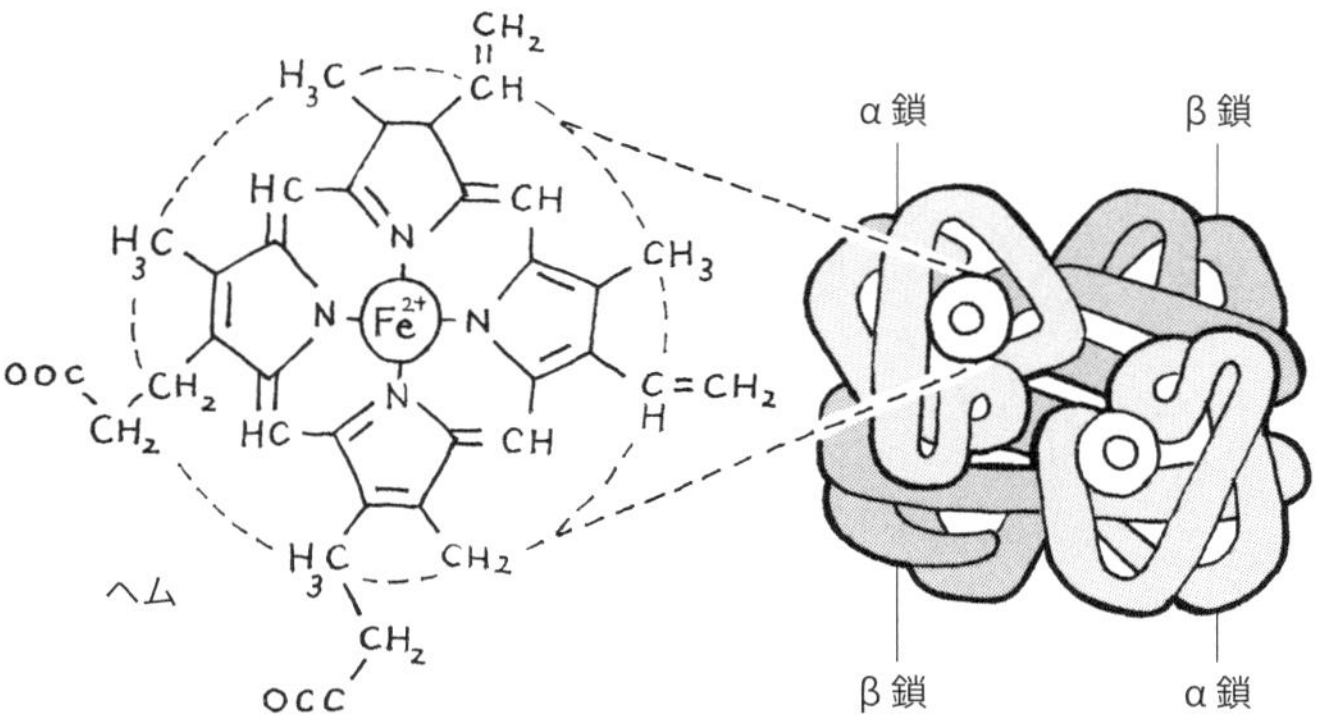

ヘモグロビンは、αサブユニットとβサブユニットが二つずつで構成される『四量体』です。それぞれのサブユニットはグロビンというタンパクとヘム分子が結合したものです。ヘムの中心に鉄があります。

じつは、この二つの遺伝子異常がある地域とマラリア感染地域が重なり合っていることから、これらの遺伝子異常を持っている人はマラリアに感染しにくいと考えられているのです。メンデルの遺伝の法則を思い出してください。あ、その前に、念のために染色体の話をしておきましょう。人間の細胞核には46本の染色体があります。44本が常染色体で、1番染色体から22番染色体まで、それぞれが2本ずつあります。残りの2本が性染色体で、男の人はXとYが1本ずつ、女の人はXが2本です［図4］。

あまりいい言葉ではないのですが、遺伝用式には劣性遺伝と優性遺伝が

［図4］ ヒト染色体

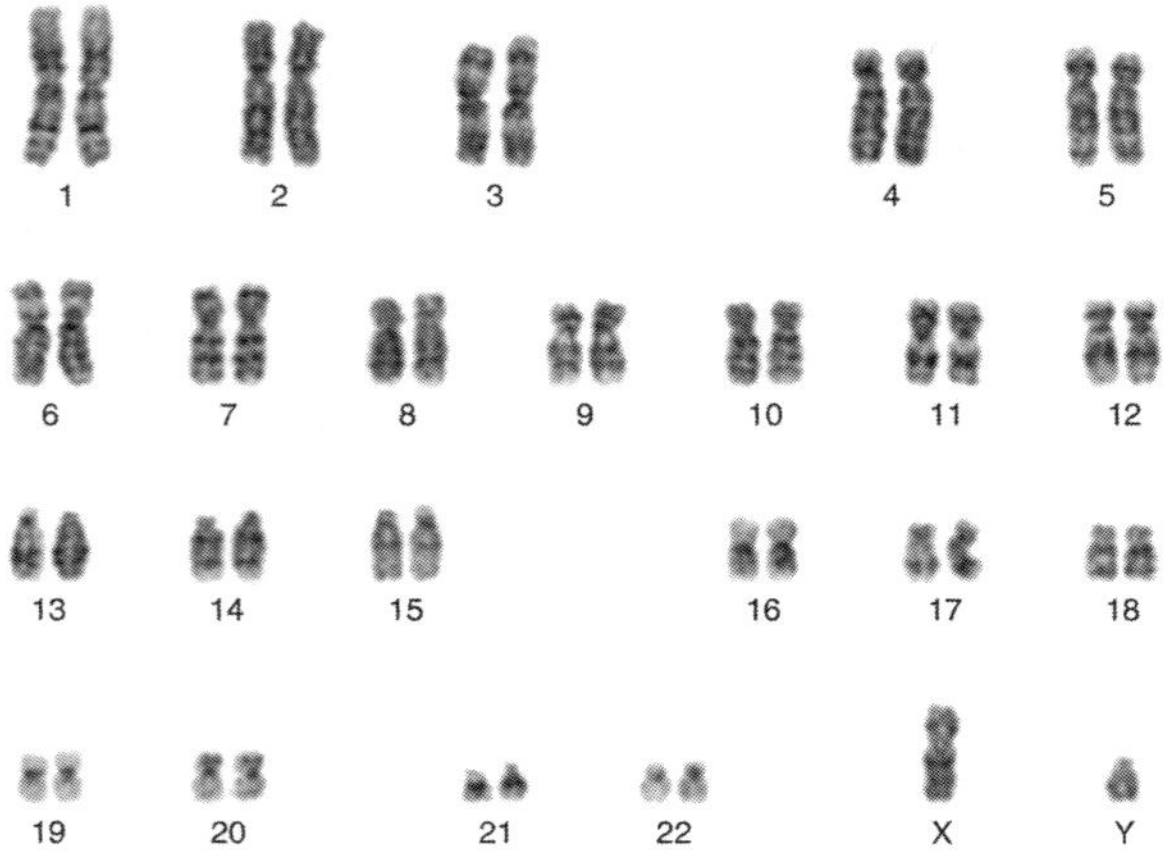

ヒトの細胞には46本の染色体があります。22本の常染色体が一対と、性染色体が2本で計46本です。常染色体は、大きさの順に1番から22番まであります。また、性染色体は、男性ではX染色体とY染色体、女性ではX染色体が2本です。

あります。病気の遺伝にもあてはまって、一対ある常遺伝子のうち、片方だけに異常があっても発症するのが優性に遺伝する病気、両方に異常があってはじめて発症するのが劣性に遺伝する病気です。グロビンは常染色体の上にある遺伝子なので、細胞あたり一対あります。サラセミアも鎌状赤血球貧血も劣性遺伝なので、「常染色体劣性遺伝」の疾患です。

なので、サラセミアも鎌形赤血球貧血も、異常な遺伝子が両方の染色体にあると病気になってしまいます。しかし、片方だけだと、症状がないどころか、おそらくマラリアに感染しにくくて、生存に有利になるのです。だから、マラリアに対する防御機構としてこのような遺伝子異常が淘汰されずに残ってきた、ということなのです。別の角度から考えると、これらの病気は、他の多くの人をマラリアから守るために存在する、という言い方もできます。

ピタゴラスとそら豆と溶血性貧血と

もうひとつ、地球上で最も多い遺伝性疾患として知られているのは、溶血性貧血をひきおこす病気で、G6PD（グルコース6リン酸脱水素酵素）という酵素の遺伝子に異常があるために生じるものです。G6PDはX染色体にある遺伝子なので、男性はひとつ、女性にはふたつあります。X染色体の上にあって劣性に遺伝する疾患なので、性に伴って遺伝するという意味で伴性劣性遺伝、といいます。この場合、女性はX染色体が2本あるので一方に異常があっても発症しないのに対して、男性は1本しかないので異常があると必ず発症します。なので、発症する人は圧倒的に男性が多くなります。

G6PD欠乏症は、通常の状態では溶血性貧血はおこりません。が、マラリア治療薬であるプリマキンを投与されたり、そら豆を食べたりすると、おこります。これは、プリマキンやそら豆が、活性酸素を増やすからです。第1章で述べたように、活性酸素は細胞に損傷をあたえるので、それを中和するための分子メカニズムが備わっています。そして、その中和メカニズムにはG6PDが必要です。なので、G6PDが欠損すると、その分子メカニズムが機能できずに活性酸素が増えて、赤血球が壊れてしまうのです。

三平方の定理で有名なピタゴラスはカルト的な教団を率いていて、その教団ではそら豆を食べることが禁じられていました。古来、そら豆の形が胎児に似ているからだとされていましたが、そうではないのではないかという説も唱えられています。ピタゴラスはエーゲ海出身なので、もしかすると自分がG6PD欠損症で、そら豆を食べて溶血性貧血になったことがあるために、教団の皆にそら豆を食べないように命じたのではないかというのです。ほんとうかどうかわかりませんが、ありそうな話です。

前置きが長くなりましたが、G6PD欠損症が多い地域も、マラリア感染地域と一致するので、その遺伝子異常がマラリアに対して防御的に働くと考えられています。先のサラセミアや鎌状赤血球貧血の遺伝子異常が、どのようにしてマラリアに感染しにくくしているのか、というのはよくわかっていませんが、G6PD欠損症の場合はよくわかっています。

マラリア原虫に感染した細胞では、活性酸素が産生されます。G6PD欠損症では、その活性酸素が十分に中和されないため、赤血球だけでなく、マラリア原虫も活性酸素によって殺されるのです。偶然生じたはずのG6PD遺伝子の異常が、マラリア感染において有利であったために、長い年月をかけてマラリア感染地域で広がっていったと考えられます。いやぁ、こうやって見ると、進化ってほんとにすごいですね。

鉄欠乏性貧血

つぎは、赤血球がうまく作れないために生じる貧血についてです。貧血のうちで圧倒的に多いのは、鉄欠乏性貧血、鉄分が足りないためにおこる貧血です。ヘモグロビンの構成要素で酸素に結合するヘム分子には鉄が含まれているので、鉄の量が不足すれば十分にヘモグロビンが作られなくなるのは当然で、そのために貧血になるのです。

では、どのような時に鉄分が不足するのでしょう。これも、子どもでもわかるようなロジックですから、少し考えてみてください。答えは、鉄が体外に失われてしまうような場合、鉄の摂取が不足する場合、ちゃんと摂取してもうまく吸収できない場合です。さらに、鉄の必要量が多くなるために本来なら十分なはずの量を摂取しているのに足りなくなってしまうような場合もあります。全部は無理としても、いくつかはすぐに思いつけたでしょう。もちろん、これらが複数あいまって貧血になることもあります。

まず、鉄が体外に失われて、足りなくなる場合です。慢性的に出血すると、鉄がたりなくなって貧血になります。胃潰瘍や、大腸がんや胃がんのような消化器系の悪性腫瘍から出血するような場合がこれにあたります。もうひとつ忘れてはならないのは、生理、医学用語でいうところの月経です。生殖年齢の女性は、月経により鉄が不足がちです。女性に貧血が多いのはこのせいです。
鉄の摂取が不足する場合、というのは、多くの場合鉄分のある食物を十分に摂取しない場合です。鉄分の多い食物というと、赤身の魚やお肉、レバーが代表です。これらにはヘムが含まれているので、ヘムとして吸収されます。他にも、ヘムではない非ヘム鉄として、野菜や海藻、豆類にも鉄は含まれますが、ヘム鉄の方がヘムよりも吸収されやすいとされています。

鉄分といえばひじきというくらい、ひじきは鉄分を多く含む食品の代表でした。しかし、今は昔、それは過去の栄光にすぎません。２０１５年の「日本食品標準成分表」で、含有量が改定前の一割程度に減らされてしまったのです。驚きました。

売られている干しひじきは、ホンダワラの一種であるヒジキを釜で煮込んで渋みをとった後、乾燥させたものです。昔は鉄釜を使っていたので、ひじきを煮る時に、釜からでた鉄分がひじきにしみこんでいました。ところが、最近はステンレスの釜が使われるようになったために、そのようなことがなくなったのです。ひじきそのものに鉄が多いのではなくて、製造過程において鉄がしみこんでいただけだったのです。なんとなく地位が転落したみたいで、ひじきがちょっと気の毒です。

鉄分を含む食物を口から十分に摂っても、ちゃんと吸収されなければヘモグロビンを作る材料にはなりません。鉄は主に十二指腸で吸収されますが、胃酸がなくなると吸収が悪くなります。ですから、胃を切除すると、鉄の吸収が悪くなります。あと、お茶に含まれるタンニンは、鉄と結合して吸収を妨げることが知られています。ただし、ごく普通にお茶を飲む程度では大丈夫ですからご安心を。

もうひとつ、重要なのは、鉄の必要量が増加しているような状態です。代表的なのは妊娠です。胎児の成長に必要なだけでなく、胎盤の循環のために血液の絶対量が増加することも原因になっています。我が国の妊婦の3〜4割が貧血だとされていますし、ひどい貧血は胎児の発育不全をきたしかねませんから、注意が必要です。あと、成長期の子どもでも必要量が増加するので、鉄が不足することがあります。

基礎となる疾患がなく、バランスのいい食事をとっていれば大丈夫なはずですが、特に若い女性など、ダイエットをしすぎると、簡単に鉄欠乏性貧血になってしまいます。鉄欠乏性貧血は、多くの場合、鉄剤を摂取するだけで改善するので、あまり心配する必要はありませんが、ダイエットをするにもバランスのいい食事が必要ですね。

ビタミン不足による貧血

炭水化物、タンパク、脂質の三大栄養素以外で、生物の生存に必要な有機化合物——炭素を含む物質——をビタミンといいます。そのうち、ビタミンB12と葉酸の欠乏が貧血をきたします。この二つのビタミンは、ともにDNAの合成に必要で、不足するとうまく赤血球が作られなくなってしまいます。

赤血球というのは核のない細胞です。それは赤血球になる直前に脱核というメカニズムで核が放出されてそうなるのであって、それ以前の赤血球系の未分化細胞には核があります。その段階の細胞を、赤芽球といいます。葉酸欠乏やビタミンB12の欠乏では、大きな赤芽球ができてしまうので、巨赤芽球性貧血といいます。

葉酸不足の貧血は、そのものずばり葉酸欠乏性貧血といいますが、ビタミンB12欠乏による貧血は、悪性貧血という恐ろしい名前がつけられています。貧血の性質は、このふたつで非常によく似ていますが、ビタミンB12の欠乏によって生じる悪性貧血では、貧血だけでなく、知覚障害や意識障害、認知症などを伴います。そして、昔は、この貧血になると、ほぼ100%死んでしまう恐ろしい病気だったので、悪性貧血と名付けられたのです。それに対して、葉酸欠乏性貧血は神経症状を伴いません。どちらの貧血も、それぞれ、葉酸かビタミンB12を補給してやることによって治療が可能です。

ビタミンB12は、そのまま吸収されるのではなくて、胃で分泌される内因子とよばれる物質と結合して腸から吸収されます。なので、摂取不足だけでなく、内因子が不足してもビタミンB12がうまく吸収されなくなって悪性貧血をおこします。なので、胃で内因子を作る細胞や、内因子そのものに対する自己抗体ができて発症することもあります。また、胃を切除してしまうと内因子を作る細胞がなくなって悪性貧血になります。ですから、胃の全摘出をおこなった後は、ビタミンB12の投与が必要になるのです。

貧血の研究とノーベル賞

ずいぶんと昔ですが、1934年に、ウィップル、マイノット、マーフィーという3人の血液学者が「貧血に対する肝臓療法に関する発見」でノーベル賞に輝いています。ちょっと面白いエピソードなので、貧血の話のおさらいがてら紹介してみます。

ウィップルは、定期的な瀉血をおこなって慢性貧血にした犬を用いて、どんな食事が貧血の改善に効果があるかを調べていました。その結果、肝臓がいちばん有効であることを見つけました。ここまで読んでいただいていたら、何がおこったかわかっていただけると思います。瀉血で生じた鉄欠乏性貧血が、鉄をたくさん含む肝臓を食べて治った、という訳です。しかし、このころは、まだ、鉄欠乏が貧血を来すことすらわかっていませんでした。

さすがに、これだけではノーベル賞はもらえなかったでしょう。この研究にヒントを得て、マイノットは、マーフィーと共に、悪性貧血の患者45名に生焼けの肝臓、2分の1ポンド(約240グラム)を食べさせます。すると、42人のうち11人が死亡しましたが、31人が治癒しました。ほぼ100%が死に至る悪性貧血でしたから、画期的な治療法が開発されたということになります。

これでノーベル賞です。メカニズムもなにも解明されたわけではありません。むっちゃちょろいですよね。しかし、いかに単純とはいえ、致死的な病気の画期的な治療法を発見したのですから、当然のことかもしれません。これについての話をもう少し続けましょう。

正常人は、別に生焼けの肝臓を食べなくても悪性貧血にはならないのです。そのことから、キャッスルという血液学者は、悪性貧血の患者では、消化過程に何らかの異常があるのではないかと思いつきます。まず、キャッスルは、悪性貧血の患者に生焼けのハンバーグ２００グラムを食べさせてみましたが、改善は認められませんでした。

次に、健康な人に普通のハンバーグを食べさせ、一時間後に胃の内容物を取り出し、悪性貧血の患者に与えました。いってみれば、ハンバーグのゲロを患者に与えたわけです。うわっ、すごすぎっ、と思われるかもしれませんが、もちろん、食べさせたわけではなくて、胃チューブを介して与えたのです。すると、症状の改善が認められました。見事に予想があたったわけです。

健康人の胃液を与えただけでは反応がないので、胃液がハンバーグの中にある何かと作用することが重要で、胃液と肉に存在する因子をそれぞれ「内因子」、「外因子」と名付けたのです。内因子というちょっとへんちくりんな名前は、このことに由来します。外因子は、後の研究によって、ビタミンB12であることがわかりました。

ビタミンB12の構造は、後に、英国の女性化学者ドロシー・ホジキンによって決定されます。ホジキンは、ビタミンB12やペニシリンの構造解析によってノーベル賞を獲得しています。ちなみに、鉄の女マーガレット・サッチャーはオクスフォード大の学生時代、ホジキンの学生でした。日本とちがって、外国は理系出身のトップ政治家がけっこうたくさんいます。日本もいずれそうなったらうれしいんですけどね。

止血

止血というと、一般的には文字通り血を止めることで、広辞苑にも「出血を止めること。ちどめ」とあります。「ちどめ」って迫力あって、なんか怖いんですけど……。が、ここでお話する内容はすこし違っていて「血はどのようにして止まるか」です。血管が破れて出血したら、止めるためのメカニズムがはたらきます。それには、血液細胞の一種である血小板と、血漿のなかにある凝固因子の両方が活躍してくれます。

血小板のはたらき

ふつう、細胞には核があります。しかし、赤血球と血小板という二種類の細胞には核がありません。ただし、これはほ乳類での話です。鳥類やは虫類では、赤血球にも核があります。また、血小板という細胞があるのもほ乳類だけで、鳥類、は虫類などでは、止血栓を作る細胞、という意味で「栓球」という核をもった立派な細胞があります。進化の過程において、どうして、ほ乳類だけが核のない赤血球と血小板を持つようになったのかはよくわかっていません。

赤血球は、細胞分化の最後の段階で「脱核」というメカニズムで核がなくなります。しかし、血小板のでき方はそれとは違っていて、巨核球という細胞の一部がちぎれた断片が血小板です。1個の細胞には一対の染色体というのが普通ですが、巨核球は、その名が示すように巨大な核があって、成熟にしたがって、多いものでは32対もの染色体を持つようになります。その巨核球1個から数千個の血小板ができるとされています。血小板の大きさは、普通の細胞（おおよそ直径が10マイクロメートル）よりうんと小さくて、直径が2～4マイクロメートルしかありません。

血管が傷つけられると、まず血小板が接着して凝集し、止血栓という塊を作ります。これが止血の第一歩です。と書くと単純なように聞こえますが、血小板、核がなくともあなどれません。これだけでも相当に複雑なプロセスなのです。

血管の内側は血管内皮という一層の細胞で覆われています。あとで詳しく説明しますが、血管内皮細胞は抗血栓作用を持っているために、血小板が接着して凝集したりしないようになっています。ところが、内皮細胞が傷つけられると、その外側にあるコラーゲンなどのタンパクに血小板が接着していきます。このとき、コラーゲンと血小板の間にフォン・ウィル

［図5］ 血小板の凝集

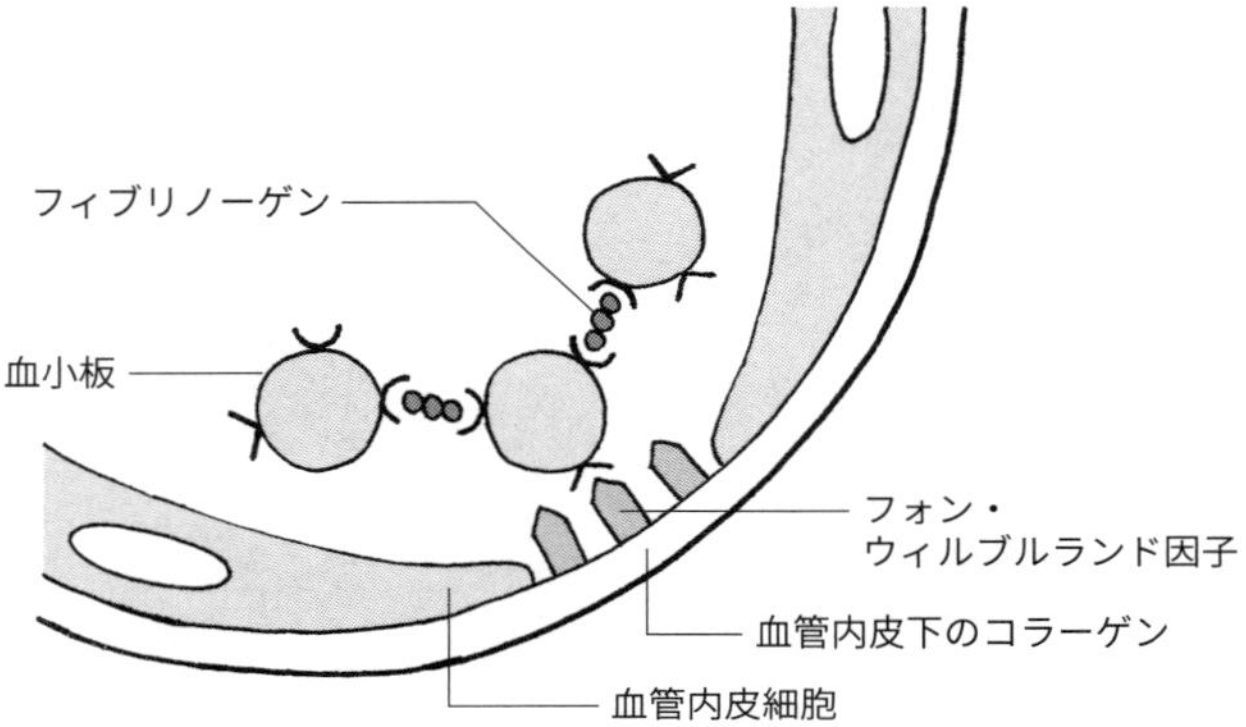

血管内皮が損傷をうけると、血小板は、フォン・ウィルブランド因子を介して、血管内皮の下にあるコラーゲンと結合します。そして、血小板同士は、その表面にある糖タンパクGpIIb-IIIaが、フィブリノーゲンと手をつなぐような形でどんどん凝集していきます。

ブランド因子というタンパクが糊のような働きをします。しかし、一個ずつの血小板がくっついても非力です。そこで、スクラムを組むように、今度は血小板同士がくっつきます。それが血小板の凝集と呼ばれる現象です［図5］。

　血小板同士の結合には、血小板の表面に存在するGpⅡb－Ⅲa（まんまですが、じーぴー・つー・びー・すりー・えーと読みます）という糖タンパクが重要です。その糖タンパクは、血漿中のフィブリノーゲンという物質に結合します。ですから、図のようにフィブリノーゲンを仲立ちにして、血小板がどんどん凝集していきます。先天的に、その糖タンパクを作れない病気があります。その病気は、血小板無力症というのですが、力およばず、という血小板の嘆きが聞こえてくるようなちょっとあわれな名前です。

血小板は、単に接着、凝集するだけでなく、その過程において活性化されます。またまた広辞苑をひくと、活性化というのは「沈滞していた機能が活発に働くようになること。また、そのようにすること」とあります。血小板の機能は沈滞していたわけではありませんが、なにもしていなかった状態から、いろいろな機能が発揮されるようになります。たとえば、血小板の中に蓄えられていたカルシウムイオンが放出されます。ほかにも、血小板の凝集をうながす物質であるトロンボキサンＡ２が合成されたりします。

血栓が塊を作って、とりあえず止血栓を作るまでを一次止血といいます。しかし、この止血栓はそれほど強固なものではないので、血液の流れに抗って留まり、完全に止血することはできません。そこで、凝固因子という物質が働いてさらに血栓を強固なものにしてくれます。

凝固因子のはたらき

凝固因子といっても一つの物質ではありません。ローマ数字で、第Ⅰ因子から第XⅢ因子と名付けられています。ただし、第Ⅵ因子は欠番なので、計12個です。第Ⅳ因子は、凝固に必要なカルシウムイオンですが、残りの11個はタンパクです。

それらのタンパクは、血漿中に存在しています。そして、必要がある時にだけ活性化されます。たとえば、活性化された第Ⅷ因子が第Ⅹ因子を活性化し、その活性化された第Ⅹ因子が第Ⅱ因子を活性化する、というように。最後には、活性化された第Ⅱ因子――またの名をトロンビン――が、フィブリノーゲン（第Ⅰ因子）をフィブリンへと分解します。そして、最終的に、血小板の表面で、フィブリンというタンパクが、たくさんつながって（重合といいます）、ポリマーになります。さらに、フィブリンポリマーが活性化された第ⅩⅢ因子によって架橋され、強固な安定化した血栓がつくられます。このような過程を二次止血といいます。

このように、凝固系は、何段にも連なった滝、といっても英語でいうとfallではなくてcascade、カスケード＝連滝、のように、それぞれの凝固因子が、連鎖して活性化されていきます。数字の順番に活性化されてくれたら覚えやすくていいのですが、残念ながら、発見された順番に命名されていったので、ややこしいことになっています。医学生などは、国家試験に向けてこういったことも覚えないといけないので大変です。

第Ⅹ因子からフィブリンにいたるカスケードにはカルシウムイオンが必要です。輸血のところで、クエン酸ナトリウムを入れると凝固を妨げることができる、と書いたのを覚えておられるでしょうか。これは、クエン酸ナトリウムがカルシウムと結合して不溶性の塩を作り、凝固反応にカルシウムを参加できなくすることによるものです。

フィブリンやトロンビンよりも有名なのは血友病に関係する凝固因子でしょう。血友病は、第Ⅷ因子あるいは第Ⅸ因子の遺伝子に異常があるために出血しやすくなる疾患で、それぞれ、血友病A、血友病Bといいます。最後のロシア皇帝・ニコライ二世の息子アレクセイは血友病Bで、その〝治療〟にあたったのが怪僧ラスプーチンでした。治療といっても当時のことなので、凝固因子を投与できたわけではありませんから、きっと、まじない程度のものであったのでしょう。もちろん出血を止めることはできなかったはずですが、それによる痛みを和らげることくらいはできたのかもしれません。これをきっかけにロマノフ家に取り入ったラスプーチンは、ロシア帝国の崩壊を早めたと言われています。

また、プロトロンビンや第Ⅶ因子などの凝固因子の産生にはビタミンKが必要です。大人では、食事や腸内細菌による産生で十分なのですが、新生児では、母乳にビタミンKが少ないことや、ビタミンKを産生する腸内細菌が足りないことから、欠乏することがあります。そうなると、凝固因子が不足して、出血しやすくなってしまいます。赤ちゃんにビタミンKを投与するのは、そういったことを予防するために必要なのです。

何年か前ですが、ホメオパシーを信奉する助産師に、ビタミンKの代わりにレメディーとよばれる砂糖の玉を与えられた赤ちゃんが硬膜下血腫で亡くなるという事件がありました。正しい医学知識があれば防ぎ得たはずの事件だけに悲しさがつのります。

血管内に血栓ができると、血流が阻害されます。なので、止血が完了した後には、それを除去するメカニズムも備わっています。それが線維素溶解、ちぢめて線溶です。線維素というのは、フィブリンの和名なので、フィブリンを分解する作用が線溶です。プラスミンというタンパクがその働きをになっています。凝固因子と同じように、血漿中のプラスミノーゲンというタンパクが、組織型プラスミノーゲン活性化因子（t－PA）などによって、プラスミンへと活性化されます。

血小板や凝固因子は、事あらばすぐに発動する必要があります。しかし、なにもないときに止血機能が開始されると困ったことになります。そのバランスをとる重要な働きを持っているのは、血管の内側を覆う一層の細胞、血管内皮です。

血管(内皮)のはたらき

正常な血管内皮は、血栓を作らない作用——抗血栓作用——を有しています。そのいちばん大きな作用は、血管内皮細胞が存在するという物理的なものです。止血の開始のところで書いたように、血管が傷つくと、血管外に存在するコラーゲンのような物質が原因になって血小板の接着が開始されます。逆の言い方をすると、血管内皮が存在することによって、血小板がコラーゲンに接することがないように物理的なバリアとして機能しているわけです。

それだけではありません。血管内皮は、血小板の働きを抑えるような物質や、凝固を抑制するような物質も産生しています。さらに、線溶を活性化するｔ－ＰＡも血管内皮によって産生されます。

一方で、血管が傷ついたりした時は、すぐに血栓の産生を促進しなければなりません。ですから、正常な状態では抗血栓作用を、そして、非常事態になればすぐに血栓促進作用を発揮するのが血管内皮の機能です。血栓促進作用としては、血小板や凝固系を活性化する因子があります。さらに、ｔ－ＰＡを抑制するプラスミノーゲン活性化因子抑制因子という物質もあります。

ややこしいと思われるかもしれませんが、本当にややこしいのですから、仕方がありません。必要な時には血栓をすぐに作らなければならないけれど、作られすぎたら困る、という微妙なバランス状態を維持するには、こういった、促進と抑制を組み合わせたきわめて繊細なシステムが必要なのです。ただし、実際には、正常な状態でも血栓がまったくできないのではなくて、小さな血栓が作られてはすぐに壊されるというように、ダイナミックな状態になっていると考えられています。

血栓症と塞栓症

ちょっと似た名前ですが、血栓症と塞栓症というのがあります。さらに血栓塞栓症というのもあります。どれも重要な病態なので、ていねいに説明していきます。

できなくていい時に血栓ができてしまうのが血栓症

正常な止血についての説明を長々としてきました。病気のことを理解してもらうには、正常なメカニズムを理解する必要があるのでしかたありません。ここから、ようやく病気の話になります。通常なら血栓ができるはずがない状態、すなわち、怪我などしていないのに、血管内に血栓ができてしまうのが血栓症です。

原因としては、血管内皮の障害、異常な血流、そして、凝固能の亢進、の三つがあげられます。この三つは、血栓症におけるウィルヒョウの三要素と呼ばれています。序章で紹介した、細胞病理学を世に広めたウィルヒョウです。ところが、ウィルヒョウ自身がこの三つを血栓の原因としたのではないようです。どのような経緯でウィルヒョウの三要素と言われるようになったのか定かではありませんが、どこの世界でも、有名人の名前を勝手に使う人がいるのでしょう。

血管内皮の障害として、もっとも頻度が高くて重要なのが動脈硬化です。第1章でも書いたように、血管壁にコレステロールなどが蓄積するのが動脈硬化です。ひどくなってくると、見た目にお粥みたいになるので「粥状《じゅくじょう》硬化」と呼ばれることもあります。こうなってくると、血管が狭くなって血流が悪くなります。それだけではなくて、このような部分が破れると、血管内皮がはがれてしまうので、外傷で傷ついたのと同じような状態になり、血栓ができてしまいます。

血流の異常も重要な要因です。とくに静脈で血液の流れが悪くなる「うっ滞」という状態になると、血栓ができやすくなります。普通に生活していると、足からの静脈血は、主に筋肉の働きによってギュッギュッと戻ってきます。運動することによって、静脈が筋肉によって締め付けられて、血液が心臓の方に還流してくるのです。この効果を、牛乳を搾るのになぞらえてミルキング効果と言います。

手術の後で寝たままというような状態になると、ミルキング効果がなくなるので、静脈にうっ滞が生じて、下肢に血栓ができやすくなります。そうなると、次に説明するように血栓塞栓症になって、下手をすると即死することもあります。そういったことを防ぐために、手術後に、弾性ストッキングを履いてもらう、ということが一般的におこなわれています。

もうひとつは、凝固能の亢進です。白人には、ライデンVという、第V因子の遺伝的な異常が高頻度にあって、血栓症のリスクになっています。日本人には、プロテインSとプロテインCの遺伝子異常が1％強あることがわかっています。プロテインSもプロテインCも、凝固反応を抑制する働きを持っているタンパクです。だから、その異常があると、抑制が異常になって凝固がおこりやすくなるのです。日本ではそれほど使われていないので大きな問題ではないかもしれませんが、経口避妊薬、いわゆるピルですね、も凝固能を亢進させることが知られています。

「抑制」の「異常」とか言われると、頭がこんがらがるかもしれません。が、抑制とか異常とかを考える時は、それぞれをマイナスと考えてかけ算したらいいのです。すなわち、凝固の抑制が異常になるということは、マイナス×マイナスでプラスになって、凝固がおこりやすくなる、ということになります。日常的にも、二重否定とか三重否定の文章を読むとき、こうやって考えたら便利です。

血栓が流れ着いて血管がつまるのが血栓塞栓症

「塞」という字は、サイともソクとも読みます。防塞とか要塞の時はサイで、土を盛ったりして通路をふさぎ、守りを固めた場所のことです。塞栓の時はソクで、すきまなくふさぐという意味です。ですから、塞栓症というのは、血管が詰まって栓でふさがれてしまった状態、何かが流れてきて、そこで血管にはまり込んでしまった状態です。

固体でも液体でも気体でも塞栓の原因になりうるのですが、いちばん多いのは固体である血栓によるものです。すなわち、どこか他のところでできた血栓が、血管壁からはがれて、血流に乗って流れてきて詰まってしまうという状態です。こういった状態を、血栓でできた塞栓ということで、血栓塞栓症といいます。

血栓塞栓症が圧倒的に多いのは肺、ですから、肺血栓塞栓症です。主に、下肢、特に膝より上の下肢にできた血栓が運ばれてできます。これは血液の流れを考えてみたらわかります。静脈にできた血栓は、大静脈を経由して、心臓、右心房に戻ります。ここまでは、だんだんと静脈が太くなっていく訳ですから、詰まりません。次は、右心室から肺動脈を通って肺へと流れて行くのですが、今度は次第に血管が細くなっていきます。で、どこかでカパンとはまってしまうのです。6〜8割はほとんど症状がないのですが、太い動脈に詰まってしまうと即死することもありえますから、けっこう怖いものです。

よく知られているのは、いわゆるエコノミークラス症候群です。飛行機の中で動かずにじっとしていると、先に書いたミルキング効果が得られないので、静脈がうっ滞します。さらに、機内は乾燥していて脱水気味になるので、これも、凝固がおきやすくなる要因になります。ですから、座っていても足を時々適度に動かすとか、水分を十分に採るという予防が重要です。なにしろ、下手したら死ぬんですからね。また、プロテインSやプロテインCの遺伝子に異常がある人は、さらに凝固しやすい訳です。これから、ゲノム解析で自分の遺伝子を調べる時代になったら、予防対策を入念にすべき人というのがわかってくるでしょう。

血液の循環は、肺循環と体循環に分けることができます。肺血栓塞栓は、体循環でできた血栓が肺循環でつまってしまったものであるという言い方ができます。一方で、体循環に血栓塞栓ができてしまうという病気もあります。これは、多くの場合、8割以上は、心臓にできた血栓がちぎれて流れていって詰まった結果です。正常な人では心臓に血栓ができることはあまりないのですが、心筋梗塞で心臓の動きが悪くなっている人や、不整脈のある患者さんでは、心臓での血液の流れがおかしくなるために、できやすくなります。

血栓塞栓症以外の塞栓症

血栓塞栓症は塞栓症のうち99％以上を占めています。いってみれば、急になにかが血管につまるような病気のほとんどは血栓塞栓症なのです。では、他にどんなものがあるのでしょう。そのひとつは脂肪塞栓です。これは、交通事故などで、脂肪組織が大量に傷つけられたり、骨折がおきた時に、血液中にはいってしまった脂肪滴が血管につまることによって引き起こされるものです。恨み骨髄に徹す、とか言いますけど、骨髄は血液細胞が作られる場所です。が、血液細胞が作られていない骨髄もあって、そこには脂肪細胞がつまっています。だから、骨折の際に脂肪塞栓がおきることがあるのです。

脂肪塞栓では、単に血液が流れなくなるだけではありません。脂肪滴に含まれる脂肪酸が血管内皮を傷つけ、血小板が凝集し、さらに白血球が動員されて周囲の組織を破壊してしまいます。ですから、脂肪塞栓が肺にできれば呼吸不全がおきますし、脳にできると神経的な異常がおきます。そして、その一割ほどが死に至るというおそろしい塞栓なのです。

羊水塞栓というのもあります。お腹の中の赤ちゃんは、羊水の中に浮かんでいます。お産の時に、運悪く、羊水がお母さんの血液中にはいってしまうことがあります。羊水の中には、赤ちゃんの皮膚や産毛、胎脂（生まれたての赤ちゃんの体にくっついている白いものが胎脂です）、粘膜から分泌された物質、などがはいっています。そういったモノが臍帯静脈からお母さんの体循環の静脈にはいって、心臓を経由し、血栓塞栓症のところで書いたのと同じようにして、肺の血管につまるのです。

そうすると、いきなり呼吸困難になって、チアノーゼ、そして、ショック状態から昏睡に陥ってしまうというおそろしい症状を示し、8割が死に至ります。出産4万回あたり1回程度とされていて、頻度の低いのがせめてもの救いでしょうか。日本での年間分娩件数がおおよそ100万ですから、約25人におきて20人が亡くなられるという計算になります。

日本での1年間での妊産婦死亡数はおよそ40人程度で、もうこれ以上下げることは不可能だとされています。25年前は200人程度、50年前には3千人台だったことを考えると、いかに減ってきているかがわかります。お産の数が減っていますが、出産あたりでも、この50年で千分の1にまで減少しているのですから、すごいですよね。

けっこう目にする言葉ですが、チアノーゼという言葉がはじめて出てきたので少し説明しておきます。チアノーゼはドイツ語のZyanoseをカタカナ書きしたものです。英語ではcyanosis、発音はサイアノーシスといったところです。たぶん、適切な訳語を作るのが難しかったので、チアノーゼのまま医学用語にされたのでしょう。

広辞苑には「局所的・全身的に血液中の酸素が欠乏して鮮紅色を失い、皮膚や粘膜が青色になること。血行障害や呼吸障害などで起こる。」とあります。赤血球には酸素を運搬するヘモグロビンがぎっしりつまっています。第1章で書いたように、ヘモグロビンは酸素と結合すると真っ赤になりますが、結合していない時は暗赤色です。動脈血のヘモグロビンは、正常だと95%以上が酸素と結合しているのですが、肺や心臓に異常があると、その率が低下するために、青紫色に見えるのです。厳密には、血液中にある酸素の結合していないヘモグロビンの濃度が５g／dlを越えた状態、と定義されています。

話がそれましたが、もうひとつだけ塞栓について説明します。空気塞栓という、文字通り、空気が血管の中でつまってしまう状態があります。大量に空気を注射したら、間違いなく死に至るでしょうけれど、どれくらいの量がはいると死亡するかという定説はないようです。まぁ、人体実験をしてみないとわからないのですから、あたりまえといえばあたりまえですが。では、どのような時に空気塞栓ができるかというと、ひとつは心臓や肺の手術における医療事故があります。もうひとつは、ダイバーが急速に浮上した場合です。

海深く潜ると、圧の関係で、空気がたくさん血液に溶け込みます。ゆっくりと浮上したらいいのですが、急速に浮上すると、溶け込んだ空気、特に窒素が血管の中に気泡としてあらわれます。それがつまってしまうのが空気塞栓です。潜水艇では窒素をヘリウムに置き換えた混合ガスが使用されますが、その理由は空気塞栓をふせぐことです。

潜水艇で、ドナルドダックみたいな高い声になるのは、ヘリウム混合ガスが使われているせいです。おもちゃ屋さんで売ってる混合ヘリウムガスの小さな缶を一度試してみた時、自分の声なのに自分の声でない状態というのは、自我がなくなったみたいな変な気持ちになったのをよく覚えています。

梗塞

次は、血栓や塞栓などによって生じる状態、臓器や組織の梗塞についてです。心筋梗塞や脳梗塞はありふれた病気で、死因でも上位に位置するものです。

梗塞ってなに？

梗という字は、こう、とも、きょう、とも読みます。ふつうに見かけるのは、桔梗と梗塞くらいでしょうか。梗塞はコウソク、桔梗はもちろんキキョウです。チンゲンサイは青梗菜と書くそうなので、このときの読みは「げん」ですね。ややこしい。広辞苑によると、梗は「①ふさぐ。ふさがる。②花の柄。枝」とありますから、梗塞の場合はもちろん①の意味です。先に書いたように、塞もふさぐという意味ですから、梗塞はふさぐを重ねてふさぎまくる、という感じでしょうか。

医学的な意味としては、「動脈が血栓などのためにふさがり、血液が流れなくなって、その動脈の支配する細胞・組織が壊死に陥る病変」とあります。ひさしぶりに「壊死」という言葉が出てきました。細胞あるいは組織が死ぬこと、が壊死でしたね。梗塞に陥った組織を梗塞巣《こうそくそう》といいます。ですから、梗塞巣の定義は、血流が途絶えることによって虚血性壊死がおきた領域、ということになります。

日本人の死亡原因をみてみると、悪性新生物、いわゆる「がん」、がトップで、以下、心疾患、肺炎、脳血管疾患と続きます（平成26年度統計）。心疾患は全死因の約16％で、そのうちのおよそ4割が虚血性心疾患、すなわち、心筋梗塞など、心筋に血液を供給する動脈である冠動脈の閉塞による疾患です。そして、全死因のおよそ10％が脳血管障害、いわゆる脳卒中です。くも膜下出血などもありますが、脳血管障害による死亡のほとんどが脳梗塞か脳出血で、脳梗塞は脳血管障害のおよそ6割をしめます。

毎年、虚血性心疾患と脳梗塞で、それぞれ7万人程度がお亡くなりになられます。また、脳梗塞は年間50万人も発症するといわれています。このように、梗塞というのは臨床的に極めて重要な位置を占める疾患なのです。

梗塞の原因のほとんどは、動脈の血栓や塞栓ですが、それだけではありません。血管の平滑筋が収縮して生じる攣縮《れんしゅく》や、長期間にわたる圧迫でもおこりえます。また、腸がよじれる腸捻転や、精巣がよじれる精巣捻転でも、血流が途絶えて梗塞になることがあります。精巣捻転では、6時間以上血流が途絶えると梗塞になるそうです。どうでもいいことですが、以前、学生に、睾丸がつぶれたら死ぬというのは本当ですか、という質問をうけて、だいぶ調べたことがありますが、よくわかりませんでした。ホントのところどうなんでしょう。

梗塞のなりやすさ

梗塞が生じると、壊死した細胞を除去するために白血球がやってきて炎症が生じます。そして、最終的には、瘢痕形成といって、コラーゲンのようなタンパクからできた線維で置き換えられた状態になります。もちろん、以前には存在していた細胞が壊死でなくなってしまうのですから、梗塞になると、もともとあった機能は失われてしまいます。

臓器によって梗塞になりやすい、なりにくい、というのがあります。脳や心臓は梗塞になりやすい臓器です。それは、神経細胞は3～4分、心筋細胞は20～30分しか虚血に耐えられないとされているように、虚血に対する脆弱性が理由です。これらに比べると、骨格筋細胞などは虚血に強いとされています。

どの程度のスピードで虚血がもたらされたか、というのも重要です。もちろん、急速な虚血の方が梗塞になりやすいわけです。ゆっくりと血管がつまっていくような場合には、他の健常な血管から、虚血になりつつある組織へと血管が伸びていくことがあります。この時には、低酸素に反応するスイッチのようなタンパクが働いて、血管内皮を増殖させる因子が産生されます。からだというのは、ほんとうによくできていますね。低酸素に反応するスイッチについては、第3章の悪性腫瘍のところで説明します。

つまるところ、梗塞は主として虚血による低酸素によって壊死になるという状態です。ですから、貧血や肺の疾患で血液中の酸素の量が少ないような場合には、おなじくらい血管がつまっても、梗塞になりやすい、ということになります。

いろいろなことを書きましたが、理屈はどれも単純だということがわかってもらえるかと思います。何度も書くようですが、医学における論理、というほどでもありませんが、は、シンプルなものばかりです。なので、基本的な考え方をおさえておくと、お医者さんに病気の説明を聞いた時、ものすごく理解しやすくなると思います。

いろいろなショック

ショックという言葉は日常的にもよく使いますが、医学におけるショックというは少し意味がちがいます。ショック状態とは何か、ショックの原因にはどのようなものがあるか、についてすこし勉強しましょう。

ショックってなに

またまた広辞苑で恐縮ですが、ショックには、「①急に加わる強い打撃。衝撃。②予期しないことに出会ったときの心の動揺。心理的衝撃。③〔医〕急激な末梢血液循環の不全状態」の三つがあげられています。日常的に使う頻度でいうと、②がいちばん高くて、①がその次、うんと差があって③、というところでしょう。

中枢と末梢という言葉は神経系でよく使われ、脳と脊髄が中枢でそれ以外が末梢ということになっています。循環系では、末梢循環という言葉はよく使いますが、中枢循環というのは聞いたことがありません。う〜ん、中枢のない末梢ってどういうことなんでしょう。

どう考えても、心臓が中枢であることは間違いありません。大動脈が中枢か末梢か、というのはちょっと悩ましいのですが、広辞苑には、末梢は「こずえ」とありますから、素直に考えると大動脈は中枢でしょうね。手足の循環となると末梢で問題ないはずです。が、肺への循環は考えなくてもいいのか、とか、次々と疑問がわいてきます。厳密にはようわかりませんが、末梢循環を手足と体の表面の循環、と書いてある本もありますから、そんな感じにしときましょう。いったいどんな感じなんですか、という質問は却下。まぁ、それくらいのイメージということで。

その末梢血管に十分に血液が十分に行き渡らなくなるのがショックです。ショックにはいろいろな種類があります。いちばんわかりやすいのは、出血のところで書いた循環血液量減少性ショックです。血液の量が減るのですから、もちろん末梢にも血液が行き渡らなくなります。出血だけでなく、大やけどで体表面から水分がどんどん失われるような時にも循環血液量が減少し、同じような状態になります。

心原性ショックとタンポン

つぎにわかりやすいのは、心原性ショックです。これは、心臓のポンプ機能が落ちることによって、末梢に血液を十分に送ることができなくなった状態です。心筋梗塞や、心室の拍動リズムがむちゃくちゃになるような心室性不整脈によって生じます。心タンポナーデという状態も心原性ショックをひきおこします。心臓は心外膜という膜に包まれていますが、何らかの原因で、心臓と心外膜の間に液体が大量に貯留して心臓の拍動が阻害されるのが心タンポナーデです。

タンポナーデという言葉は、ご想像のとおり、タンポンと同じ語源です。はて、どちらが先なのだろうかと気になって調べてみました。こういう時にはNgram Viewerが便利です(https://books.google.com/ngrams)。Googleは世界中の書籍すべてをスキャンしてデータベース化するプロジェクトを進めていますが、そのデータベースを元に、ある単語がどれくらいの頻度で書籍に出現しているのかを、年代別にグラフで教えてくれるアプリです。

tamponという言葉は1800年代から少しずつ出現を始めて、1880年代に急激に使われるようになって、以後下降傾向をたどります。いったい何があったのか気になりますが、わかりません。それに対してtamponadeという言葉が出現し始めるのが、その1880年ころからです。月経止血用のタンポンは、エジプト時代から使われていたとも言われています

[図6] Ngramによる解析

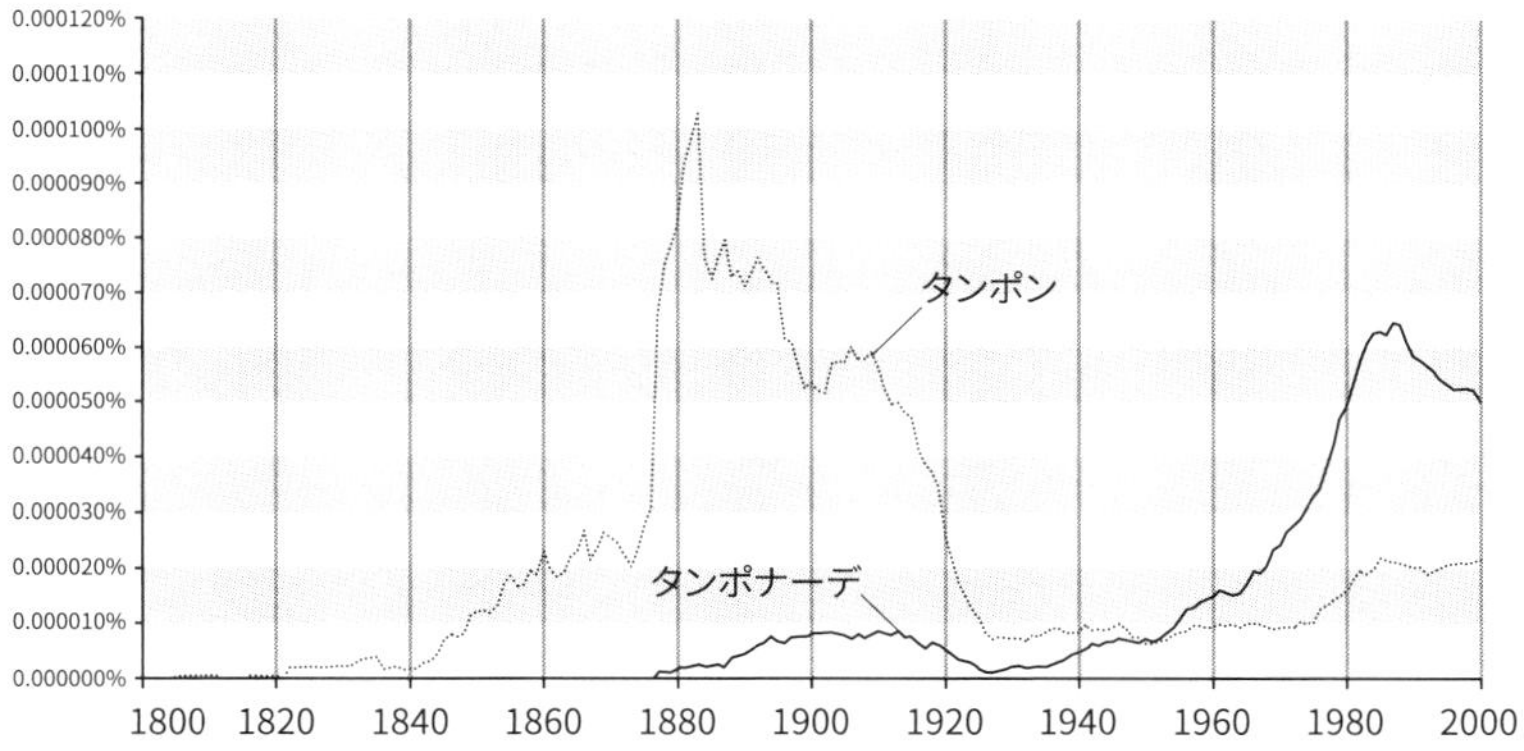

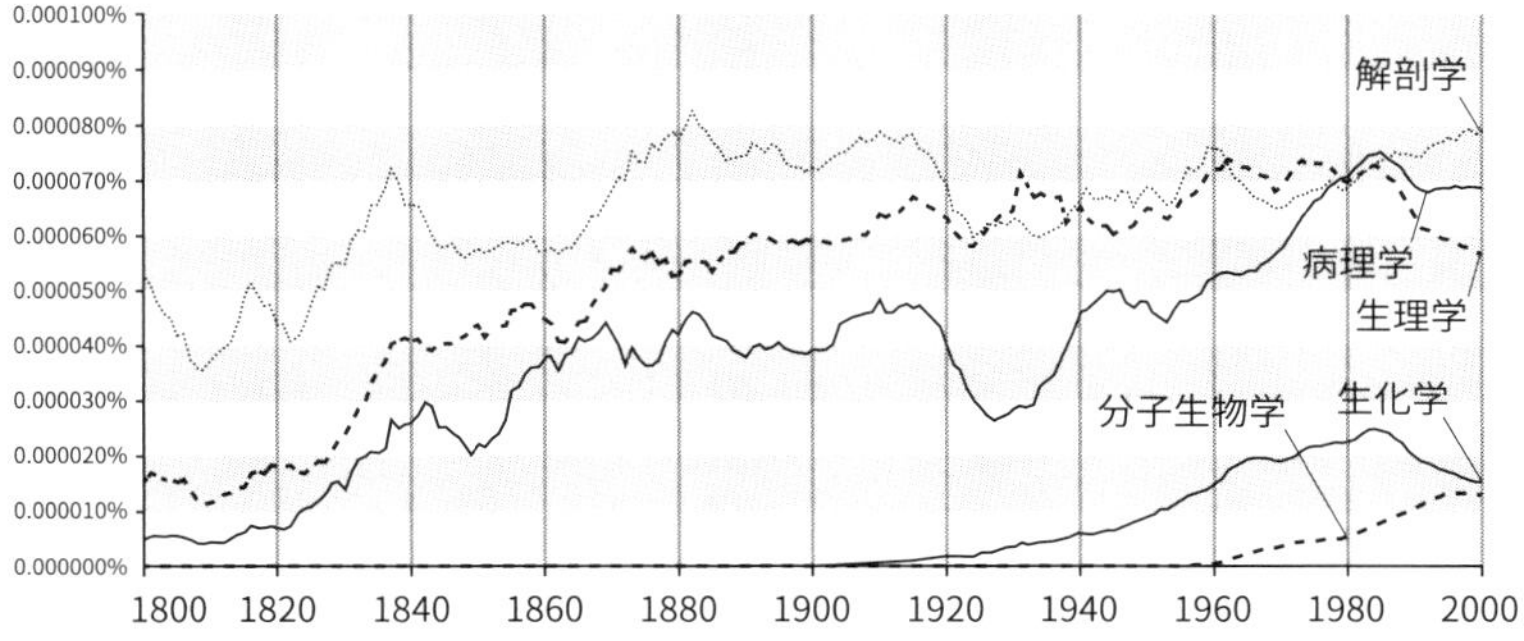

(a) タンポンとタンポナーデの書籍における出現頻度

(b) 解剖学、病理学、生理学、生化学、分子生物学の書籍における出現頻度

が、おそらく、1880年ころ欧米で広く使用されるようになったのでしょう。tamponadeは、その年代経緯から見て、tamponから派生した医学用語のようです［図6］。

Ngram viewerで調べてみるといろんなことがわかります。たとえば、医学の分野として、病理学（pathology）、解剖学（anatomy）、生理学（physiology）、生化学（biochemistry）、分子生物学（molecular biology）の出現頻度を見てやると、傾斜に多少の違いはあるものの、病理学、解剖学、生理学が1800年代からほぼ右肩上がりで、現時点で似たような頻度。それに対して、生化学は20世紀になってから、分子生物学は1960年代から出現していて、どちらも、現時点で、病理学、解剖学、生理学の三分の一程度、ということが一目瞭然です。これは、世間でのこれらの学問における興味とかなり一致すると思います。英語しかダメですが、いろんな単語で遊べるので、一度試してみてください。えらく話がずれてしまいました、すみません。戻ります。

神経原性ショック

自律神経には交感神経と副交感神経の二つの神経系があって、拮抗する作用を持っています。交感神経系が亢進すると、血管の収縮や心拍数の増加が生じます。すなわち、交感神経系は、血管の緊張を保つ働きを持っているのです。脳や、頸髄のように脳に近い脊髄が損傷をうけると、最低限必要な交感神経系の刺激がなくなってしまいます。そうなると、末梢血管の緊張が保てなくなる、すなわち弛緩して、血圧が低下してしまいます。急速な血圧低下から死に至ることもある、恐ろしい病態です。これが神経原性ショックです。

循環血液量減少性ショックや心原性ショックでは、ショック状態を代償する、すなわち、すこしでも和らげるために、心拍数をあげる、末梢血管を収縮させて血圧をあげる、といった反応が生じます。こういった反応では、アドレナリンやノルアドレナリンといった、交感神経系から分泌される物質が重要な働きを持っています。しかし、神経原性ショックでは、交感神経系がダメになっているのですから、こういった代償反応が機能しないのです。

普通、ショック状態になると、交感神経系による代償反応がはたらくので、皮膚の血管が収縮して血流が減少するために、体が冷たくなります。それに対して、神経原性ショックでは、体が温かいままです。英語では前者をcold shock、後者をwarm shockといいますが、冷たいショック、温かいショックでは間が抜けているせいか、いい日本語はありません。また、神経原性ショックでは、交感神経系がはたらかないので、頻脈になることはありませんし、場合によっては心拍数が少ない徐脈になることもあります。

カタカナ医学用語

明治時代、日本政府はドイツ医学を導入することを決定しました。意外と知られていませんが、薩摩藩がイギリス人医師ウィリアム・ウィリスを招へいしていたことなどから、当初はイギリス医学に範をとることになっていました。しかし、医学改革を命じられた、佐倉順天堂塾（現在の順天堂大学の前身）に学んだ佐賀藩医・相良知安は、「独逸は医学万国秀絶いたし」という考えから、土壇場で、イギリス医学ではなく、ドイツ医学を導入することに方針を変更、成功します。

どちらがいいかというのは、難しいところがありますが、おおざっぱにいうと、イギリス医学は実地を重んじ、ドイツ医学は学理を重んじる、という特徴がありました。なので、明治時代にイギリス医学が導入されていたら、日本の医学の歩みは大きく違ったものになっていたことでしょう。

先にも述べましたが、医学を母語で教えている国というのは決して多くはありません。韓国や台湾のように、グローバル化をめざして英語で医学教育している国もあります。それとはまったく違った理由で、やむなく英語やフランス語で医学教育をせざるをえない国々もあります。その理由とは、母語に適切な医学用語がないということです。

economy を経世済民、略して経済と訳した福澤諭吉や philosophy を哲学と訳した西周などが有名ですが、日本は、ありがたいことに、明治以来、文理を問わず、明治以来、適切な訳語が作られてきました。分子や原子、遺伝子、などというのは、いかにもエレメント的な発想をかもしだす、すばらしい訳語です。

ただ、すべての言葉が日本語に置き換えられたわけではありません。明治以来ドイツ語のまま医学用語として使われている言葉がたくさんあります。カルテ、ギプス、メスなどがそうです。今は、カルテは誰が見てもわかるように書かなければならないようになっていますが、昔は、患者さんが見てもわからないように、がんをKrebsなどと、隠語のようにドイツ語が使われていました。

ウイルスもドイツ語由来です。Virusと書いて〝ヴィールス〟と発音するのが、なまったというところでしょう。英語でもvirusですが、発音は〝ヴァイラス〟です。ちなみに、ウイルスは、陶磁器でできた細菌濾過器を通り抜けてしまうことから、濾過性病原体という日本語名称もありましたが、今では使われることがありません。

アレルギーもドイツ語のAllergieに由来しますが、英語でも似たスペルでallergyと綴り、発音は〝アラジー〟です。このあたりは、ドイツ語由来の和製医学用語に慣れ親しんでいるので、ちょっと混乱したりします。医学の中心がドイツからアメリカに移り、医学用語も英語由来になってきています。

ウイルスとかアレルギーとかだと、よく聞く言葉なので、なんとなくどういうものかがわかります。けれど、適切な訳語がないためにカタカナのままにされていて、ちょっと聞いてもなんのこっちゃようわからん言葉もときどきあります。その例のひとつがアナフィラキシーです。

フランス人生理学者ロベール・リシェは、1902年にイソギンチャクの毒を犬に注射し、どれくらいの量にまで耐えられるかという実験をしていました。中には生き残る犬もでてきます。その犬には毒に対する免疫ができて防御されるようになっているはずなのに、ごく少量の毒を注射しただけでショック死してしまうことがあるのを発見します。

防御（ギリシャ語で phylaxis）が無い、ということで、打ち消しの接頭辞である a をつけて、この現象を、aphylaxie（アフィラキシー）と名付けました。アフィラキシーというのはどうも発音がしにくい、というので、後に、同じ意味の analylaxie アナフィラキシーと変更されています。ドイツ語でも Anaphylaxie、英語では微妙にちがって anaphylaxis です。

リシェは、1913年に「アナフィラキシーショックに関する研究」でノーベル生理学・医学賞に輝きます。これもどうでもいい話ですが、リシェは心霊現象の研究でも有名でした。その心霊現象の研究では、霊能者が霊の姿を物質化させたり視覚化させる半物質をさす言葉として、ギリシャ語に由来するエクトプラズムという言葉を作っています。結構、造語のセンスがあったように思いますが、ノーベル賞学者が「とんでも科学」の研究もしていたということで、なんとなく時代が偲ばれます。まぁ、あのニュートンでさえ錬金術の研究をしてたんですから、昔はそんなものだったのかもしれません。

アナフィラキシーショックを引きおこす役者たち

アナフィラキシーの発見以来、100年以上たっているのですから、研究が進み、いろいろなことがわかってきています。現在では、アナフィラキシーとは「組織のマスト細胞や末梢血中の好塩基球から、免疫グロブリンEを介して放出される生理物質によって引きおこされる急性の全身性反応」と定義されます。

と書かれても、医学関係のことを専門にしていない人には何のことかわかりませんよね。原稿を書いていて思うのですが、少し専門的なことを説明するというのはほんとうに難しいものです。上の括弧内のような文章でも、文法的にはわかっても、単語の意味をわかってもらえなかったら、伝えることができないのはあたりまえのことです。言い訳していてもしかたがないので、がんばって説明してみます。

まず、マスト細胞と好塩基球です。どちらも細胞の種類をさす言葉ですが、あまりおなじみではないでしょう。マスト細胞は皮膚や粘膜に存在している細胞で、顆粒がぎっしりつまっています。昔は、顆粒でぱんぱんに肥満しているみたいだということで、肥満細胞と呼ばれていました。私の師匠である北村幸彦先生は、マスト細胞が造血幹細胞に由来することを発見された大先生なのですが、肥満細胞の話をするたびに肥満症と関係する細胞ですかという質問をうけてうっとうしいので、マスト細胞と呼ぶようにされました。偉い先生に不可能はありません。

もうひとつの好塩基球というのは血管を流れている白血球の一種です。血液には、赤血球と白血球と血小板があって、と学校で習ったことがあると思います。赤血球と血小板はそれぞれ一種類の細胞であるのに対して、白血球には、好中球、好酸球、好塩基球、Bリンパ球、Tリンパ球、ナチュラルキラー細胞などの細胞があります。それぞれの細胞の働きは違いますが、ざっくりいうと、白血球は、生体防御、特に、細菌、ウイルスといった病原微生物や寄生虫の排除に働く細胞です。

好酸球や好塩基球って、酸が好きとか塩基が好きとか、ちょっと変な名前だと思われませんか？　これはどういう意味かというと、好酸球は酸性の、好塩基球は塩基性の色素によく染まる顆粒を持っている、ということに由来します。ですから、中性色素に染まる顆粒があるから好中球です。昔、試験で、「好虫球」と書いたおバカ医学生がいました。おもろいからまけといたろかと一瞬思ったのですが、やっぱり×にしました。

いくつもの種類の白血球が、生理的活性物質を放出することによっていろいろな反応がひきおこされます。そして、そのような物質——ケミカルメディエーターといいます——にはものすごくたくさんの種類があります。好塩基球とマスト細胞の顆粒はよく似ていて、顆粒に存在する生理的活性物質のうちでいちばん重要なのはヒスタミンです。

マスト細胞や好塩基球が刺激されると、顆粒が放出されて、ヒスタミンの作用が発揮されます。どのような作用があるかというと、血管の拡張、血管透過性の亢進、平滑筋の収縮、粘液の分泌亢進、などです。う〜ん、ややこしい、と思われるかもしれませんが、ヒスタミンにはこれだけ多彩な作用があるのだから仕方ありません。

血管が拡張すると血圧の低下につながります。血管の透過性が亢進すると、血管の外へと水分が漏れ出して浮腫になります。平滑筋は、胃や腸といった消化管、気管支などいろいろなところに存在しますが、怖いのは気管支の収縮で、アナフィラキシーに伴って気道が収縮して呼吸困難になることがあります。気管支からの粘液分泌が増えるので、さらに拍車がかかります。

ヒスタミンの作用がよくわかるのは、蚊に刺された時です。蚊の唾液にはマスト細胞からヒスタミンを放出させる成分がはいっています。蚊に刺されてぷくっと腫れるのは、ヒスタミンの作用で血管の透過性があがって、局所的に浮腫になるからです。それから、あのイヤな痒みもヒスタミンのせいです。今度蚊に刺されたら、おっヒスタミンが作用しとる、とか思い出してみてください。

免疫グロブリンEを介した放出ってどういう意味？

ここまでで、「組織のマスト細胞や末梢血中の好塩基球から、免疫グロブリンEを介して放出される生理物質によって引きおこされる急性の全身性反応」の前半部分の説明が終わりました。次は、どのようにしてヒスタミンなどの生理物質が放出されるかです。免疫グロブリンというのも、多くの人にはなじみがないと思われますので、これも説明がやっかいです。

溶血性貧血のところで、異物に反応する抗体について少し説明しました。抗体というのは、異物である抗原に結合するタンパクです。そして、抗体の物質名が免疫グロブリンです。その免疫グロブリンには、免疫グロブリンA、D、E、M、Gの5種類があります。

それぞれに働きが違うのですが、免疫グロブリンEがマスト細胞や好塩基球にいちばん関係のあるもので、顆粒を放出させる働きがあります。マスト細胞や好塩基球の表面には、免疫グロブリンEに対する受容体があって、免疫グロブリンEがいっぱいくっついた状態になっています。そこに、免疫グロブリンEが認識する抗原がやってきて結合すると、受容体を介してシグナルがはいり、細胞から顆粒が放出されるのです。その顆粒の中には、ヒスタミンをはじめとする物質がはいっているので、先に書いたような作用が発揮されます。

免疫というのは、外来の異物に対して生じる防御反応で、免疫反応によって排除される異物が抗原と定義されます。アレルギーというのは、おなじみの言葉ですが、その免疫反応が過剰におきてしまう状態をさします。I型からⅣ型まであるのですが、アナフィラキシーに関与するのはI型のアレルギーで、アレルゲンに接して数分で生じるので、即時型反応とも呼ばれます。アレルギーを引き起こす抗原のことをアレルゲンと言いますが、アレルギーもアレルゲンもドイツ語由来です。英語でもスペルは同じですが、アラジーとかアラジェンといった発音になります。

ということで、アナフィラキシーが「組織のマスト細胞や末梢血中の好塩基球から、免疫グロブリンEを介して放出される生理物質によって引きおこされる急性の全身性反応」という意味がわかっていただけましたでしょうか。ふう。繰り返しになりますが、ヒスタミンの作用が一気に発揮されてしまうわけですから、喘息や気道の閉塞による呼吸困難、じんましん、下痢や腹痛、そして、血圧の低下などが生じます。書いているだけで苦しくなってくるような症状です。血圧低下がひどくなってショック状態になるのがアナフィラキシーショックなわけです。

食物や薬剤などが原因になりうることはご存じのとおりです。アナフィラキシーショックの治療には、アドレナリンが使われます。アドレナリンでとりあえず血管を収縮させて血圧をあげてやるのです。なので、アレルギー体質の人でアナフィラキシーショックをおこす可能性が高い人は、アドレナリンを充塡した注射器の携行が薦められています。

時々報道される、ハチに刺されてショック死というのもアナフィラキシーショックによるものです。年間に20～40名とされていますが、多いのか少ないのか、なんともようわかりません。アナフィラキシーショックの場合、ハチに刺されてから15分程で死に至るとされていますから、山の中とかだと救急車などとても間に合いません。もちろんアドレナリンもないし、ハチに刺されただけで致命的になってしまうこともありえますから、気をつけるに越したことはないですね。

インター
ミッション

分子生物学の基礎知識＋α

生命科学を知るために

20世紀後半から、生命科学は爆発的に進歩しました。その進歩をもたらした立役者は分子生物学と呼ばれる学問分野です。広辞苑には「生命現象を分子的側面から解明する生物学。特に遺伝子の働きに関係する核酸や蛋白質の構造・生成・変化などを、分子のレベルで解明する研究が中心」とあります。さらに、ちゃんと「今日の生物学の基礎となっている」と付け加えられています。

そうなのです。分子生物学を理解することなしに、今日の生命科学を理解することはできないのです。ここまでのところは、分子生物学的な説明をできるだけ避けながら書いてきました。が、第3章、第4章で説明する、がんについて理解するには、それなしでは不可能なのです。

そんなこと知ってるわ、という方は、この章をすっとばしてください。逆に、ほとんど知らん、という方は、難しそうとか尻込みせずに、この章をしっかり読んでください。決してややこしいことはありません。それどころか、これからの世の中、この程度の知識がなかったら、病気になった時、お医者さんにかかって説明をしてもらっても、何を言われているかがちんぷんかんぷんになってしまう危険性が大であります。

知らないことを学ぶときに大事なことが二つあります。ひとつは、大きな流れ――ものごとの原理とか大枠といってもいいかもしれません――をきちんととらえることです。何事においても、原理的なことをしっかり頭にたたき込んでおくと、大きく間違えることはありません。そして、細かいことは、後から必要に応じて、原理の幹とでもいったものに枝や葉としてくっつけて覚えていけばいいのです。そうすると、物事の全体がよく見えてきます。

最近の学生には、こういう当たり前のことをできない子が多いことに驚かされます。試験勉強のやり方を見ていると、大事なことも、そうでないことも、すべて同じように頭から覚えていこうとする傾向があります。あまりに効率が悪いので、大事なことから勉強したらえのに、と指導すると、先生、どこが大事か教えてください、と言われます。それを見つけるのが勉強だろうが、大学生にもなってアホかと思いますが、悲しき現実です。

医学生には小さな頃から塾に通っている子が多いからかもしれませんが、自分で工夫して勉強する能力が身についていない子がけっこういます。国家試験の勉強でも、過去問に頼ったような勉強ばかりするので、知識が断片的になりがちです。どう考えてもそんなやり方は間違えているので、大学時代に軌道修正して、正しい学び方を身につけてほしいのですが、どうも難しいみたいです。いかん、気がつくと、単なるぼやきになってしもてました。

もう一つ、新しい分野を勉強するときに大事なのは、言葉の意味をきちんと理解しておくことです。それができていないと、なにがなにやらわからなくなることがあります。幹となる事柄や大事な用語はそれほど多くありませんので、きちんと理解して覚えてくださいね。

DNAってなに？

日常生活でも出てくる言葉なので、DNAという言葉をご存じの方は多いでしょう。デオキシリボ核酸を英語で綴った頭文字です。「遺伝子DNAはなんとか」というような言い方をされることがありますが、DNAと遺伝子は、その持つ意味がまったく違います。DNAというのは、あくまでも物質名であり、後で説明するように、遺伝子というのはどちらかというと概念的なものです。

我々の体の遺伝情報はDNAに蓄えられています。どのようにして蓄えられているかというと、A（アデニン）、C（シトシン）、G（グアニン）、T（チミン）という四つの文字で書かれていると考えることができます。このACGTは塩基の名称なのですが、細かいことは抜きにいきましょう。

ACGTという四種類の塩基がずらずらっとつながっているのがDNAです。遺伝情報を蓄えるDNAは細胞の核に存在するのですが、そのDNAは二本鎖になっています。その二本鎖にはひとつ重要なルールがあります。それは、AとT、CとGがペア、対を作っているということです。20世紀の生命科学における最大の発見といわれるのは、ワトソンとクリックによるDNAの構造の発見です。これは、DNAが、AとT、CとG対をなして二重らせん構造を作っている、ということの発見なのです。

DNAのそれぞれの鎖には方向があります。合成される向きと化学的な意味合いから、頭側が5'、反対側が3'で、それぞれ、ファイブ・プライム側、スリー・プライム側と呼びます。二本鎖のDNAは、逆並行、すなわち、逆の方向を向いて対向し、二重らせん構造をとっています［図7］。

ワトソン・クリックモデルが大きな驚きを持って迎えられたのは、その「保存性」にあります。細胞が分裂するとき、当然、遺伝情報を担うDNAも二倍に複製されなければなりません。そして、遺伝情報が正確に写し取られる必要があります。二重らせんモデルは、そのメカニズムに大きな示唆を与えたのです。

それは、二本の鎖がほどけて、片側が鋳型になって、反対側の鎖が合成されていく可能性が示されたからです。Aの向かいにT、Cの向かいにG、また、その逆に、Tの向かいにA、Gの向かいにCというように合成されたら、ほどける前の二本鎖と同じDNAが2セット作られることになります。

後になって、そのことが実験的に明らかにされるのですが、ワトソンとクリックが論文を

［図7］ DNAの複製と遺伝子発現

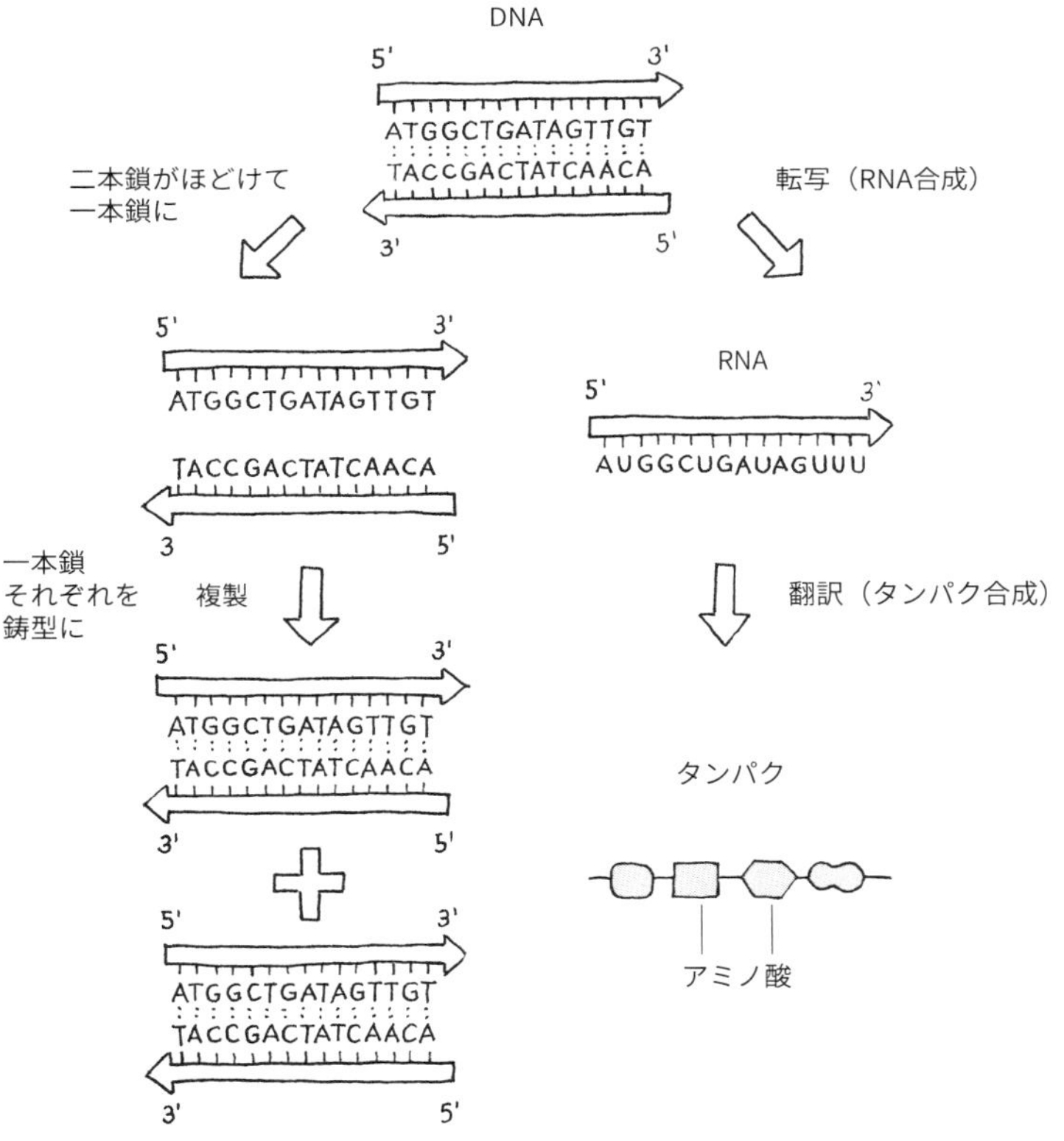

DNAはAとT、CとGが対をなした二本鎖になっています。**(左)** DNAが複製される際には、一本鎖のDNAを鋳型にして、塩基対を形成しながら合成されていきます(矢印)。**(右)** DNAを鋳型にしてRNAへと転写されます(TではなくUになっていることに注意)。そして、RNAの塩基配列の情報を元にタンパクが合成されます。

書いた時には、そこまではわかっていませんでした。なので、この論文では、最後の方に「我々が想定する特異的な塩基対は、即座に遺伝物質をコピーするために可能なメカニズムを示唆することに気づいている」という遠回しな言い回しがされているだけです。

「ネイチャー」という超一流雑誌に掲載されたわずか1ページほどの短い論文であり、二重らせんのモデル図が示されているだけで、詳細なデータは示されていません。それもそのはず、二人がこのモデルを思いついた実際のデータは、ロザリンド・フランクリンという女性科学者によるモノだったからです。その生データを、フランクリンと折り合いの悪かった上司が、断りなくワトソンに見せてしまったのです。現在の感覚でいくと、研究不正ギリギリといったところです。歴史に「もしも」はありませんが、もしこの「のぞき見」がなかったら、DNAの構造発見という偉業は他の人によってなされていたかもしれません。

セントラル・ドグマ

ＤＮＡは、遺伝情報を持っていますが、ＤＮＡそのものが何らかの機能を持っているわけではありません。その情報が発揮されるのは、タンパクを介してということになります。言い換えると、ＤＮＡが持っている情報は、最終的にタンパクとして発揮されるのです。ＤＮＡは細胞の核の中にありますが、タンパクはリボソームという細胞質の中の小器官で、すなわち、核の外で合成されます。

ジェームズ・Ｄ・ワトソンの方が有名ですが、分子生物学において最も独創的な発想を発揮したのは、間違いなくフランシス・クリックの方です。クリックは、ＤＮＡからタンパク合成にいたる情報の流れについて、ある仮説を提唱しました。情報を核から読み出して、細胞質にあるタンパクの「合成工場」へと運ぶのはＲＮＡであろう、という仮説です。何も実験的な根拠がなかったのですが、この仮説をセントラル・ドグマ＝中心教義と名付けました。

科学なのに宗教めいた名前は望ましくない、という考えもありますが、クリックという天才が教祖《グル》として提唱したと考えると悪くありません。そして、その教義に則って研究が進められた結果、あっと言う間に、DNAからRNA、そしてタンパクへという情報の流れが証明されたのです。

RNAという言葉はDNAに似ています。RNAのフルネームはリボ核酸で、DNA（デオキシリボ核酸）からデオキシが省かれただけです。構造的にも似ていて、こちらも塩基が並んでいます。でも、少しだけちがっていてACGTではなくて、ACGU。チミン（T）のかわりにウラシル（U）という塩基が使われています。そして、RNAは基本的には一本鎖です。

転写というメカニズムによって、RNAはDNAを鋳型にして作られます。DNAが複製される時と同じように、DNAのCにはG、GにはC、TにはA、そして、AにはTではなくてUが対をなして、RNAが生成されていきます。ですから、DNAの情報をそのまま写し取るという意味で、転写という言葉があてられています。

ある遺伝子が発現するか、しないか、は、まず、DNAがRNAに転写されるかどうかによって決定されます。転写がおこらなければ、RNAは作られないのですから、タンパクとして機能発現しようがないのです。その転写を促進する、すなわち、遺伝子のスイッチをいれるタンパクが転写因子です。転写因子が、ある遺伝子の制御領域、とくにプロモーターと呼ばれる領域、に結合して、遺伝子発現のスイッチがオンになるのです。この「転写因子」

という言葉は後でも出てきますので、しっかり頭にいれておいてください。

ＲＮＡの情報がどのようにしてタンパクの設計図になるのか、というのは、やや複雑なのですが、この本を理解するためにもう少しだけ話を進めます。ＤＮＡからＲＮＡに転写された情報は、ＡＣＧＵという四つの塩基で書かれています。それに対して、タンパクを構成するアミノ酸は20種類あります。四種類の文字が二つでは４×４＝16で20種類に足りませんが、三つだと４×４×４＝64になり、いっぱいおつりが来ます。

このように、計算上は三つの塩基で十分なはずです。ここでもクリックが活躍して、三つに違いないという作業仮説で研究が進められ、実際にそのとおりであることが証明されました。三つ並びの塩基＝トリプレットが一つのアミノ酸をコードすることがわかり、コドンと名付けられました。数にあまりがありますから、一つの種類のアミノ酸が複数のコドンによって決定されることもあります。また、64種類のトリプレットのうち、アミノ酸に対応しないものが三つあります。この三つは、終始コドンと呼ばれていて、このコドンは、そこでタンパクの合成はやめなさい、という指示を出すのです。

遺伝子ってなに？

ようやくここで、遺伝子の説明です。なにげなく使われる言葉なのですが、遺伝子という概念は意外と難しいし、時代と共にかわってきました。広辞苑には、「生物の個々の遺伝形質を発現させるもとになる、デオキシリボ核酸（DNA）、一部のウイルスではリボ核酸（RNA）の分子の領域」とあります。

「生物の遺伝形質を発現させる」、というのは独特の言い回しでちょっとわかりにくいですね。遺伝形質を発現させる、というのは、遺伝情報に基づいてタンパクが産生される、ということとほぼ同じ意味と考えてかまいません。一部のウイルスの遺伝物質がRNAというのは単なる知識ですからいいとして、最後に、分子領域、とあって、これも少しわかりにくい。ここまでの数ページでの説明をふまえて、ごくシンプルに言い換えてみると、遺伝子というのは、「最終的にタンパクとして読み出されるDNAの領域」のことなのです。

ウィキペディアの説明は単純で、「遺伝子（いでんし）は、ほとんどの生物においてDN

Ａを担体とし、その塩基配列にコードされる遺伝情報である。ただし、ＲＮＡウイルスではＲＮＡ配列にコードされている」とあります。明快かというとそうでもなくて、「塩基配列にコードされる」というのが予備知識なしではわからないかもしれません。これは、塩基配列、すなわち、ＡＣＧＴの並び方がタンパクの産生を規定している、という意味です。

このウィキペディアの定義では、遺伝情報のことを遺伝子である、というように読み取れてしまいます。間違いとは言えませんが、正確さに欠く表現です。英語版のウィキペディアを翻訳すると、「遺伝の分子単位となるＤＮＡの領域」という書き方になっています。一般的には、遺伝子というのは、単なる情報ではなく、より実体のある領域あるいは単位、と考える方が正確です。

広辞苑では、ひきつづき、「ひとつの遺伝子の塩基配列がひとつの蛋白質やリボ核酸の一次構造を指令する」とあります。リボ核酸はＲＮＡのことです。その一次構造というのはＡＣＧＵの並び方です。ＤＮＡの塩基配列が、そのまま写しとられるということです。次の専門用語としては、タンパクの一次構造というのがでてきます。これは、アミノ酸の配列、すなわち、20種類のアミノ酸がどういった順序でつながっているか、ということです。遺伝情報が決定するのは、そこまでです。タンパクは最終的には立体的な三次構造をとるのですが、それは、基本的には一次構造、すなわちアミノ酸の並び方によって決定されます。

さらに、「遺伝子産物や遺伝子間の相互作用が形質発現を調節する。遺伝子は生殖細胞を通じて親から子へ伝えられる」と続きます。広辞苑、遺伝子の定義にはえらく気合いがはいっていて、あれも言いたい、これも言いたい、という気持ちがひしひしと伝わってきます。けど、「遺伝子は生殖細胞を通じて親から子へ伝えられる」というのは誰が読んでもわかりますが、「遺伝子産物や遺伝子間の相互作用が形質発現を調節する」というのは、知識のない人が読んでもなんのこっちゃようわかりませんわ。説明もしにくいし、ほっときます。何となくそんなもんかと思っておいてください。それで問題ありません。

ゲノムと染色体

ＤＮＡ、ＲＮＡ、遺伝情報の流れ、遺伝子の定義、と、（たぶん）順調に説明を進めてきました。残るキーワードは、染色体、ゲノム、それから、突然変異です。あと一息です、がんばりましょう。って、いちばんがんばらないとあかんのはわたしですけど。

ヒトの細胞一個には約60億塩基対のＤＮＡがあり、その総延長は２メートルに達します。そんなに長いＤＮＡが、直径５マイクロメートル、ですから１ミリの２００分の１程しかない核の中にはいっているわけです。

その60億塩基対のＡＣＧＴの並び方がゲノムです。日本語では、意訳して、全遺伝情報と呼ばれることもありますが、ゲノムの方が一般的です。ゲノムというのはドイツ語から来た言葉であって、英語での発音はジーノムです。じぃのむ、では、ちょっと年寄りくさい感じがするので、これはゲノムの方がかっこいいかも。

ヒトゲノムが最初に解読されて報告されたのは２０００年のことでした。米欧日などが参加しておこなわれたヒトゲノムプロジェクトにはおよそ3000億円ほどがかかったとされています。それが今や、一人のゲノムを調べるのは、何と10万円以下になっています。これほどコストが一気に低下するというのは珍しいことですが、画期的な発想に基づいた機器開発があったからこそです。これからは、パーソナルゲノムの時代になって、みんなが自分のゲノム情報を持って、最適な医療を探し求めるようになるかもしれません。そこには倫理的な問題点などがたくさんあるのですが、書くとキリがないのでここではやめておきます。

ゲノム情報は、ヒトの場合、46本の染色体に分かれています。またまた広辞苑で恐縮ですが、染色体は「真核生物の細胞核が分裂するときに見えてくる糸状の構造体および染色質。DNAとヒストンなどの塩基性蛋白質を主成分とし、塩基性色素に染まりやすい。数や形は生物の種類に応じて一定で、DNAに遺伝子を含む。体細胞中には相同染色体が一対ずつあり、それぞれ雄親と雌親との生殖細胞に由来する」となっています。

DNAは、核の中でヒストンというタンパクに数珠のように巻き付いています。46本の染色体は、半分がお父さん由来、半分がお母さん由来です。46本のうち44本は常染色体で、同じ染色体が一対ずつあるので、相同染色体と呼ばれます。残りの2本はX染色体とY染色体という性染色体です。性染色体がXYなら男性、XXなら女性になります。って、前にも書きましたけど確認まで。

突然変異は突然なのか

ようやくここまで来ました。残る用語は突然変異です。突然変異には、いくつかの定義がありえます。古典的には、広辞苑にあるように「親と明らかに異なった形質が、突然、子孫や枝葉に出現、または親の形質が消失し、それが遺伝する現象」でした。しかし、必ずしも形質に反映されるものばかりではありませんから、現代ではごく簡単に「ゲノムの塩基配列の変異」とするのがいちばんすっきりしそうです。広い意味では、塩基配列の変化だけではなく、染色体の異常をいれることもあります。

しかし、どの定義からしても、どうして突然なのかがわかりません。これは、歴史的な経緯によるものなのです。突然変異＝mutationという概念は、19世紀から20世紀へと移り変わるころ、オランダのド・フリースという生物学者によって導入されました。

メンデルの遺伝の法則はご存じでしょう。生物学の歴史において、ダーウィンの進化論と並んで二大巨頭といって間違いありません。ある科学上の発見が、どれだけ独創性があったか、ということを判断するのは難しいのですが、メンデルの発見は相当に画期的でした。というのも、メンデルの遺伝の法則は、発表された後、ほとんど忘れ去られていたのです。そして約40年後、メンデルが亡くなってから再発見されることになります。言い換えると、メンデルは他の人より40年も早く発見していたということなのです。その再発見は三人の生物学者によって独立になされたものなのですが、そのうちの一人がド・フリースでした。

オランダ人であるド・フリースは、うち捨てられたジャガイモ畑でオオマツヨイグサの栽培実験をしていました。その観察から、違った性質を持つ変異株ができることがあると気づきます。また、その変異が子孫に遺伝することや、さらなる変異を産み出すことも発見しました。そして、ダーウィンが唱えた進化というのは、このような変異によって生じるものだと結論づけたのです。その時に導入した言葉がMutationです。英語ではミューテーションですが、ド・フリースはドイツ語で論文を書いているので、ムタチオーンですね。

その言葉が突然変異と訳されました。mutというのはラテン語由来で「変化する」という意味なので、「突然」という意味は含まれていません。ド・フリースの考えを日本で紹介する時に、いきなりあらわれる変化なので、突然、とつけてしまったんでしょうね、きっと。

その時代はそれでよかったのかもしれませんが、今となってはおかしな言葉です。関連学会でも突然をとって「変異」とすべきという意見になってきています。しかし、「変異」という言葉は、より広く、変動することや変化することも意味しますから、どうにもしっくりきません。それに、突然変異という言葉があまりに一般的になりすぎているということもあります。思い切って、ミューテーションとカタカナ用語に戻してしまった方がすっきりしていいかもしれません。

第3章

「病の皇帝」がん 総論編

その成り立ち

腫瘍、新生物、そして、がん

恐ろしい病気というのは多々ありますが、一般的にいちばん恐れられている病気はやはり「がん」ではないでしょうか。かなり治るようになってきているとはいうものの、やはり死因の一位ですから。『病の皇帝』というのは、ピューリッツァー賞に輝いた米国の腫瘍内科医、シッダールタ・ムカジーが書いた本のタイトルなのですが、なかなかいいネーミングです。『がん——4000年の歴史』（ハヤカワ文庫NF）と改題されて文庫本になっていることからわかるように、がんの歴史を描いた本です。ものすごく面白いので、興味のある人はぜひお読みください。ちなみに解説は私が書いてます。

がんってなに？　新生物ってなに？

この章でも、広辞苑さまに頼って言葉の定義からはいっていきたいと思います。またかと思われるかもしれませんが、堪忍してください。まずは「腫瘍」をひいてみると「体細胞が過剰に増殖する病変。多くは臓器や組織中に腫物（はれもの）・瘤（こぶ）として限局性の結節をつくる。発生母細胞により上皮性と非上皮性、また増殖の性質から良性（腺腫・脂肪腫・線維腫・骨腫など）と悪性（肉腫・癌腫など）に分ける」となっていて、なかなか含蓄に富んだ説明であります。

「細胞が過剰に増殖」と書いてもいいのに、わざわざ体細胞と書いてあるのがやや不思議でありますが、まぁ、気にせずにおきましょう。ざっくりいえば、細胞が増えすぎて塊を作るのが腫瘍、ということです。上皮性と非上皮性、良性と悪性、といった違いについては、これからゆるゆると説明してまいります。

一方、新生物という言葉には、あまりなじみがないかもしれません。参考にしようと思いましたが、広辞苑には採録されていませんでした。この言葉を耳にすることがあるとしたら、死因統計の時の「悪性新生物」くらいでしょうか。ちなみに、最近の死亡統計では、およそ全死亡者の3割が悪性新生物で亡くなっていて、死因順位堂々の第1位です。新生物は、英語では、neoplasia といいます。neo ＝新しい、plasia ＝成長、ですから、新しくできて育ってきた、というのが元々の意味です。

ですから、腫瘍という言葉が、細胞が増えてできた塊という形態的な意味合いであることに対して、新生物というのは、機能的といいますか、もう少し概念的な意味合いの言葉です。

それから、新生物の方が腫瘍よりもすこし幅広い疾患概念ということができます。たとえば、白血病というのは、血液細胞が異常に増殖した病気ですが、細胞の塊を作るわけではありません。なので、腫瘍ではないのですが、新生物にはあてはまります。こういったこともあるので、死亡統計では、悪性腫瘍ではなくて悪性新生物という名称が使われているのでしょう。

がんの語源

がんという言葉をご存じない方はおられないでしょう。漢字では「癌」と書きます。なんか、ごっつい感じですね。「癌」＝「疒」＋「嵒」で、やまいだれ＋「岩」の異字体です。おそらく固いしこりができることから、こういう字があてられたようです。英語ではcancerです。星占いでのかに座もcancerであることからわかるように、語源はカニです。

どうしてカニが語源なのかは、カニのような形で広がっていく、カニのように体にへばりつく、とか、カニの甲羅のように固い、とか、諸説あって、はっきりしないようです。言葉としては、医聖・ヒポクラテスの著書にまで遡ることができるので、ギリシャ時代には、すでにカニにたとえられていたということになります。大昔のことですから、明確な疾患概念があった訳ではありませんし、内臓のがんを見ることなどなかったはずです。おそらく、皮膚がん、あるいは、乳がんが体表に出てきた状態から、カニにたとえられたのではないかとされています。

「がん」には二つの意味がある

少しややこしいことなのですが、がんという言葉にはふたつの意味があります。広義のがんは悪性腫瘍のすべて、より正確には、悪性新生物のすべてをさします。胃がん、乳がん、などだけでなく、白血病が「血液細胞のがん」と呼ばれたりするのは、その意味です。もう一つの意味、狭義のがんというのは、上皮性の悪性腫瘍を意味します。広辞苑にもちゃんと「①悪性腫瘍の総称、②特に、上皮性の悪性腫瘍」と分けられています。

なんや、その上皮性いうのは、というのはごもっともなことです。上皮組織というのは、その名が示すとおり、体の表面や、消化管など内腔の表面を覆う細胞のことです。ただし、上皮性となると、それ以外に、外分泌や内分泌の腺細胞、肝臓の細胞や腎臓の尿細管の細胞なども含まれます。それらの細胞に由来する悪性腫瘍が、狭い意味でのがんなのです。

では、骨、軟骨、筋肉、脂肪、血管など、非上皮性の細胞に由来する腫瘍は何と呼ぶかというと、肉腫といいます。もう少し細かくいうと、骨肉腫、軟骨肉腫、平滑筋肉腫、などに分けることができます。脳にできる腫瘍は脳腫瘍で、がんとも肉腫ともいいません。ややこしいけど、慣例なので仕方ありません。

腺腫、軟骨腫、のように〇〇腫と言った場合は、一般的には良性腫瘍をさします。ただし、ここにも例外があって、リンパ節の腫瘍はリンパ腫というのですが、悪性のことがほとんどで、悪性リンパ腫と呼ばれます。アスベストによって発症することが知られている中皮腫や、皮膚の色素を作る細胞に由来する腫瘍である黒色腫（メラノーマ）なども、名前は〇〇腫ですが悪性です。歴史的な経緯があってこんな例外ができてしまっています。医学を学んでいると、理屈抜きで覚えなければならないので大変ですけれど、どうしようもありません。

ここからの話では、その方がなじみがあってわかりやすいと思うので、特にことわらない限り、がん、という言葉を広い意味、すなわち、悪性新生物の意味で使っていきます。

がんの増殖能

正常な細胞だって増殖します。そうでないと、我々の体は維持できません。しかし、正常な細胞には、過不足なく必要なだけ増殖させるようにコントロールするメカニズムが備わっています。腫瘍の細胞が「過剰に」増殖する、というのは、そのような正常な制御を逸脱して増え続けてしまうということです。それは、良性腫瘍であっても悪性腫瘍であってもかわりはありません。

良性と悪性のちがい

よく知られているように、腫瘍には良性のものと悪性のものがあります。お医者さんに腫瘍の検査をしてもらって、良性ですといわれたらほっとして、悪性ですといわれたら愕然とするでしょうから、大きな違いです。では、良性と悪性の腫瘍にはどんな違いがあるのでしょう。経験的に、良性と悪性は診断は可能なことがほとんどなのですが、それを言葉あるいは現象で厳密に定義しようとすると、明瞭な線引きは意外と難しいのです。

まずあげられるのは細胞分化の状態です。細胞というのは、未分化な状態から分化した状態へと成熟していきます。腫瘍にもそれぞれ分化の状態があって、成熟した細胞に似たものから、どの細胞からできた腫瘍かわからないくらい未分化な細胞でできた腫瘍もあります。良性腫瘍は、一般的に、よく分化した状態が保たれています。それに対して、悪性腫瘍の場合は、よく分化したものから未分化なものまでいろいろなタイプがあります。

増殖速度も違います。一般論として、まぁ当たり前なのですが、良性腫瘍よりも悪性腫瘍の方が速く増殖します。ただし、中には、子宮筋腫のように、良性であっても相当なスピードで、ほうっておくとうんと大きくなるような腫瘍もあります。

悪性腫瘍の増殖速度はさまざまです。がんと言うと、急にできる、と思っておられる方が多いかもしれませんが、それは間違いです。多くのがんは、最初に悪性化が始まってから、初期がんであっても、発見されるまでに10年近くかかると考えられています。後で述べるように、悪性腫瘍というのは文字通り進化するのですが、その結果、増殖速度が速くなる細胞が出現することがあります。そうなると進展は速くなってしまいます。進化して増え方が次第に速くなる、と考えてもいいでしょう。

「がんもどき」理論(?)のウソ

そういえば、なんとか医師の「がんもどき」理論というのがありますが、私から言わせれば理論というより愚論です。あの考え方は、がんにはそれぞれの性質があるけれど、その性質は固定したものであって、いつまでも変わらない、という前提にたって組み立てられています。これまでの研究成果から、その考え方は完全に否定されています。がん細胞は突然変異が蓄積しやすくなっているので、どんどん進化していくのです。

「がんもどき」といってもいいような状態があることは否定しません。しかし、進化するのですから、その状態でいつまでも留まっているとは考えられないのです。新しい突然変異が生じることによって、増殖能が増したり、次に説明するような浸潤能が増したり、転移能を獲得したり、というような進化をとげていくのです。ですから、ほうっておいたらいい、というものでは決してありません。

以前は仮説でしたが、今や、後で説明するように、がんゲノムの解析が進み、がんが進化するというのは厳然たる事実です。そのような事実を前に、このような「理論もどき」が大手を振って語られたりするのは由々しき状態です。皆さん、決してだまされてはいけません。まぁ、この本を読めば、そんなアホな説は一笑に付していただけるはずですが。

がんは周りを攻めていく

良性腫瘍と悪性腫瘍の大きな違いは、もともと発生した場所である原発巣から、どれくらい広がりやすいか、にあります。局所的に周りへと侵入していくのが浸潤で、遠く離れた場所に腫瘍を新しく作るのが転移です。もとの場所に収まってくれていたら、腫瘍を切除することが可能ですが、周囲に浸潤したり遠くに転移すると難しくなります。

多くの良性腫瘍は、辺縁がはっきりしていて、周りの組織に侵入していくことはありません。しかし、悪性腫瘍の場合は、周囲へ浸潤し、破壊し、どんどん攻め込んでいきます。言ってみると、周囲の正常な組織に悪い細胞が食い込んでいくわけです。

がんは周囲へと浸潤している可能性があるので、手術をするときに、取り切れているかどうかをきちんと調べる必要があります。そのために、手術中に標本を作って、病理医がその診断をします。手術中の患者さんを待たせるのですから、素早くおこなう必要があって、このことを術中迅速病理診断と言います。

ふつう、顕微鏡で見る標本を作る時はパラフィンに埋め込むのですが、それでは時間がかかりすぎます。なので、液体窒素で凍結して切片を作製します。パラフィン標本よりも診断が難しいのですが、病理医の腕の見せ所です。ある意味では、病理医にとって最も重要な仕事かもしれません。

がんは遠くへ飛び地する

転移は悪性腫瘍にだけ認められる現象です。良性腫瘍は転移しませんから、逆に、転移巣があれば悪性腫瘍である、ということになります。その転移には三つの経路があります。ひとつは播種《はしゅ》です。悪性腫瘍の細胞が、肺のはいっている胸腔、消化管や肝臓などのはいっている腹腔などへと漏れ出して、字のごとく、種が播かれるように広がることです。こうなると、胸水や腹水のたまることがあります。

あとのふたつは、リンパ管を通じたリンパ行性転移と、血管を通じた血行性転移です。リンパ管は第2章でふれたように、体液を静脈系へと戻してやる働きがありますから、一定の方向に流れていて、そのところどころに、関所のようにリンパ節があります。腫瘍の細胞がリンパ管に入り込んだ場合も、同じようにリンパの流れに沿って進んでいきます。もちろん例外もあるのですが、基本的には、リンパ節転移というのは、腫瘍に近いところから順々に進んでいく、ということになります。

「センチネル」を利用する

乳がんの手術では、この性質を利用した「センチネルリンパ節生検」がおこなわれます。専門用語ではリンパ節郭清といいますが、昔は、リンパ節転移の可能性があるので、ほぼすべての患者さんで腋窩リンパ節を取り除いていました。しかし、そうすると、第2章で書いたように、後遺症としてリンパ浮腫の生じることがあります。がん細胞があれば取り除いた方がいいのですが、なければ、当然その必要はありません。

センチネルというのは斥候、見張りのことなので、センチネルリンパ節を無理に日本語でいうと「見張りリンパ節」ということになりますが、なんか意味がわからないのでセンチネルリンパ節と呼ばれるのが一般的です。なんのことかというと、乳がんの細胞が最初にたどり着くであろうリンパ節のことです。

手術の前に、リンパ管に入っていきやすい色素か微量の放射性同位元素を腫瘍のまわりに注射します。すると、リンパの流れに乗って移動していきます。その色素に染まる、あるいは、放射線が検出されるリンパ節がセンチネルリンパ節です。腫瘍の細胞も、リンパ系に入れば同じように流れると考えられますので、リンパ行性転移があるならば、そのリンパ節にがん細胞が認められるはずです。なので、手術中にそのリンパ節をとって、顕微鏡でがん細胞の有無を調べてやります。センチネルリンパ節にがん細胞が見つからなければ、リンパ行性転移はないと判断できるので、腋窩リンパ節の郭清をする必要がないということになるのです。

血行性転移というのは、腫瘍細胞が血管の中にはいって、違う臓器に転移巣を形成することです。リンパ行性転移が腫瘍に近いところから順々に進むのに対して、血行性転移では、いきなり離れた場所にできることがあります。また、がんよりも肉腫が血行性転移をしやすい、とか、腫瘍細胞は動脈より静脈に入りやすい、とかいう特徴もあります。

がんの統計学

ものごとを統計的に考える能力というのは、生きていく上で非常に重要です。アンケート調査なんかの結果をどう解釈するか、というのも統計的なリテラシーがあってこそです。「嘘には三種類ある。嘘と大嘘、そして統計である」というイギリスの首相であったディズレーリの言葉なんかがありますが、正しい統計を正しく解釈すると、いろいろなことがわかってきます。

がんの疫学

疫学というのは、個人ではなくて、集団における病気の状態を解析して、病気の原因や予防法をさぐる学問です。がんや生活習慣病などいろいろな病気についての疫学研究がおこなわれていますが、もともとは伝染病が主な対象でした。いちばん有名な研究は、まだ病原微生物が病気をひきおこすということすら知られていない19世紀中頃のコレラの話です。それが疫学研究の始まりともされています。

１８５４年、当時とんでもなく不潔な都市だったロンドンのソーホー地区でコレラが大流行します。そして、当時はコレラの原因として、悪い空気である瘴気《しょうき》によるという説が有力でした。しかし、医師であるジョン・スノウは、感染者の情報を丹念に集めて「感染地図」を作り、同じ井戸の水を使っている人が感染していたことをつきとめます。その結果に基き、その井戸の水を使うのを止めたことによって、コレラ禍は収束に向かいました。コレラ菌というほんとうの原因がわかったわけではないのですが、予防することができたのです。このように、疫学は、場合によってはとてつもなく有効な手段で、悪性新生物の疫学からもいろいろなことがわかっています。

我が国における、がん（広義のがん、悪性新生物のことです）による死亡数は男女とも増加し続けており、２０１３年には１９８５年の約2倍になっています。医学が進歩してるはずなのにどうして、と思われるかもしれませんが、これは主として高齢化による影響が大きいのです。年齢で補正した死亡率でいうと、女性は１９６０年から右肩下がりですし、男性は１９９５年くらいまでは増加していましたが、減少に転じています。この減少は間違いなく医学の進歩によるものです。

男と女、臓器による違い

男女とも、胃がんによる死亡率が著しく減少しています。早期発見、早期治療ということもありますが、罹患率《りかん》（一定の期間にある病気が発症する率）自体が低くなってきています。これは、おそらく食生活の変化によるものでしょう。また、次の章で詳しく説明するように、細菌の一種であるヘリコバクター・ピロリが胃がんの原因であることがわかり、除菌する人が増えていますから、これからはもっと減少していくでしょう。

子宮がんによる死亡率も過去半世紀で非常に低下しています。これが、女性のがんによる死亡率低下の大きな要因です。意外にも、乳がんによる死亡率はあまり下がっていません。治療法の向上があったのは間違いないのですが、罹患率が向上しているので、それによって相殺されてしまっています。

乳がんと同じように大腸がんの罹患率も上昇傾向にあります。乳がんや大腸がんは、もともと欧米人に比較して日本人では少なかったのですが、おそらくは、ライフスタイル、特に食べ物の欧米化にともなって増加してきているのです。また、胃がんの率は欧米人に比較すると日本人は非常に高かったのが、次第に減少してきているのも、同じようにライフスタイルや食事といった理由によるものです。

ハワイへ移住した日系人における発がん率の疫学調査も環境要因の重要性を示しています。

二世の人たちの、胃がん、大腸がん、乳がんを発症する率は、日本人とハワイ在住のアメリカ人のおおよそ中間だったのです。この話を最初に聞いた時、疫学というのは実にすぐれたものだと感心しました。そうは思われませんか？

がんになるお年頃

あとで詳しく説明しますが、がんになるには、がんになりやすくするような突然変異が、ひとつの細胞に5～6個も生じる必要があります。すなわち、変異が蓄積する必要があるのです。なので、ごくおおざっぱに言うと、年をとればとるほど、がんになりやすい、ということになります。ですから、疫学のところで少し書いたように、発がん率は、年齢で補正する必要があるのです。

がん全体の罹患率を見ると、20代後半くらいから、男性でも女性でも右肩あがりです。しかし、そのカーブには少し違いがあります。女性ではだらだらと上昇していくのに対して、男性では、50歳代から急激に増加します。

ですから、がんは30歳代後半から40歳代までは女性の方が多く、60歳代以降は男性の方が女性より顕著に高率になります。この理由のひとつとしては、乳がんや子宮がんが比較的若年に多いことや、男性の前立腺がんが高齢者で多いことをあげることができます。

高齢者になるほどがんになりやすいというけど、小児がんもあるやないか、と思われる方がおられるかもしれません。小児がんというのは、乳幼児から小児、思春期あたりまで、15歳以下で発症する悪性腫瘍のことです。テレビで小児がんの特集を見ることもけっこうありますが、小さいころからがんに立ち向かうというのは、大変なことだと思います。

小児の腫瘍

小児の腫瘍、数は多くありません。推計値でしかないのですが、発症者数が年間2500人ほどで、患者数が1万5～6000人と見積もられています。成人のがん患者が100万人近いことに比べると、かなり少ないことがわかります。だからといって、決してないがしろにしていいはずがありません。なにしろ未来ある子どもたちなのですから。

子どもの悪性新生物

大人のがんが大腸や胃、肺、あるいは、乳腺、子宮などに多いのに対して、子どもには、それらの臓器のがんはほとんどなくて、白血病や脳腫瘍が多いのが特徴です。また、その成り立ちも、突然変異が蓄積するというよりは、発生の異常と関与している場合が多く、同じ「がん」という名前ですが、かなり違った性質を持っています。

学生には、なんでも遠慮せずに質問するように言ってあります。が、なかなかしてくれないので、講義の最後に質問票を配って、次の講義で紹介するようにしています。質問票といっても完全自由記述なので、なかなかおもしろい。たとえば、「昨日、彼氏と別れました、どうしたらいいですか」とか、「医学部女子の一部は男子をバカにしているような気がします」とか。

なんでも聞けと言っている割には、あまりのアホ質問には、バカッ！と言ってしまうことがあります。「この前、水だけで生きているというロシアの老婆が出てましたが、どうして可能なんでしょう」とか聞かれると、失神しそうになります。医学部の3年生にもなって、こういうことが可能であると思う時点でアウトでしょう。

一方で、ええ質問やなぁと思うこともあります。その多くは素朴な質問です。ごく当たり前の現象で、非常に重要な問題なんですけれども、アプローチされていないようなことがそれにあたります。これまでに一番いい質問だと思ったのは、赤ちゃんはどうしてあんなスピードでお腹の中で育つのですか、というものです。

確かにものすごいスピードです。たった1個の細胞、受精卵が、10ヵ月足らずの間に3キロもの大きさになるのです。妊娠期間、十月十日《とつきとおか》といいますが、旧暦での勘定なので、今の暦では、9ヵ月と1週間くらいになります。もちろん個人差があるのですが、世界保健機構（WHO）で、最終月経の初日から280日を分娩予定日の目安と決められていて、これが世界標準になっています。

まったくどうでもいい話ですが、うちの奥さんは10月11日生まれで、十月十日の目出度い子、とからかわれていたそうです。産婦人科の講義で、妊娠期間が9ヵ月くらいと知った時、あのからかわれは何やったんやと愕然としたそうです。ありゃ、また話がそれました。何が言いたいかというと、胎児の成長スピードがいかにすごいか、ということでした。

小児の悪性腫瘍には、その正常な発生でのものすごいスピードでの増殖能が、何らかの要因で続いてしまうのが一因ではないかと推測されています。証明されている訳ではないのですが、こう考えると、小児の悪性腫瘍が発生異常を伴うことが多い、とか、自然退縮するものがある、ということも、ある程度説明することができるのです。

小児の悪性腫瘍の治療

小児の腫瘍には、未分化な腫瘍が多く、急速に進行する場合もあるのですが、一方で、抗がん剤や放射線治療に対する感受性が高い腫瘍があるのも特徴です。小児の悪性腫瘍のうち3分の1が白血病で、そのうちの7割程度がリンパ球の白血病である急性リンパ性白血病です。かつては不治の病とされていた急性リンパ性白血病ですが、この30〜40年間における治療の進歩はめざましく、いまでは長期生存率が8割にも達するようになっています。

小児がん全体でも、およそ7割が治る時代になったとされています。喜ばしいことなのですが、それにつれて、小児がんを克服した子どもたちが成長した後に生じる晩発障害が問題になるようになってきました。成長期にある子どもに放射線治療や抗がん剤による化学療法をおこなうことにより、成長や内分泌系などに異常が生じることがわかってきたのです。

まずは、がんを治療することが最重要目標なので、いたしかたない面もあり、難しい問題です。がんの治療では、抗がん剤や放射線によってDNAに傷がつく、すなわち突然変異の生じることもあるので、治療が原因で二次的にがんが生じる場合もあります。ですから、大人のがんにも増して、小児がんの治療は、必要にしてできるだけマイルドな治療が望ましいのです。

神経芽腫からのレッスン

神経芽腫は、交感神経や副腎の元になる細胞に由来する小児特有の腫瘍で、小児にとっては脳腫瘍に次いで頻度の高い神経系の腫瘍です。もともとアドレナリンやノルアドレナリンといった物質を作る能力を持つ細胞なので、神経芽腫になると、これらの物質が体の中で代謝された産物が尿中に排泄されます。その量を計測することにより、神経芽腫を早期発見できる、ということで、わが国でも、生後6ヵ月の乳児を対象に、1984年からスクリーニングがおこなわれました。

スクリーニングをして早期発見、早期治療をして神経芽腫による死亡率を減らそう、という発想は極めて妥当です。しかし、2004年には中止されています。中止にいたった理由は、欧米の二つのグループから、スクリーニングをしても神経芽腫による死亡率は減少しない、という論文が発表されたことによります。いずれの研究も、スクリーニングをおこなった地域とおこなわなかった地域における死亡率を比較したものです。

どうしてこのような結果になったかというと、神経芽腫には自然退縮する、すなわち、放置しておいても勝手に治る症例が相当数ある、ということがあげられます。スクリーニングは鋭敏ですから、ほうっておいても大丈夫な患者さんまでひろいあげてしまっていた可能性が高いのです。治療にはある程度のリスクが伴いますから、おそらく、その影響とスクリーニングによるピックアップが相殺して、死亡率に違いが認められなかったのでしょう。多くはないかもしれませんが、うけなくてもよい治療をうけて亡くなったお子さんもおられる可能性があるのです。

神経芽腫は特殊な例なのかもしれませんが、このような事例があったことは、頭にいれておいた方がいいでしょう。よかれと思ってやってみても、必ずしも思い通りの結果になるとは限らないのです。これは、早期発見、早期治療に限らず、けっこう世の中にありふれていることのように思います。

アンジーの選択

どの国でも、「がんを告白」とか、「がんを克服」とか、有名人ががんになると大きなニュースになって報道されます。しかし、がんに罹患する前に、がんになるリスクを避ける手術をおこなったことによって大きなニュースになったのは前代未聞でした。そして、これからもあまりないことかもしれません。

がんと遺伝

病気に限らず、氏か育ちか、すなわち、生まれつきのものなのか、あるいは、育った環境によるものなのか、というのは、常に大きな問題です。学力などについても、常に議論になるところです。がんも例外ではありません。先天的、すなわち、遺伝的な要因が大事なのか、環境による要因が大事なのか。

先に述べたように、環境要因が重要であることは間違いありません。しかし、それだけで説明できるものではなくて、当然、遺伝的な要因も大きな影響を与えます。ひとことでいうと、両方大事、ということになるのですが、それだと、何も言ってないのと似たようなものなので、もう少し詳しく説明します。

がん家系ではないだろうか、と心配しておられる方がけっこうおられるかもしれません。しかし、今や、一生の間に、がんになるリスクは男性で60%、女性で45%ですから、およそ二人に一人はがんになるのです。ですから、単に、親戚にがんになった人が多い、というだけで家族性、より正しくは家族集積性、と判断するのは難しいところがあります。

親戚の中で、同じ種類のがんを発症した人が何人もいる、若い頃に発症する人が多い、複数の限られた臓器にがんを発症する、同じ種類のがんが何回もできる、といったことを満たした場合には、家族性腫瘍の可能性があります。その比率は決して高くなくて、およそ5〜10%程度のがんがこれにあたるとされています。

アンジェリーナ・ジョリーの乳房

2013年のことです。大きく報道されたので、映画女優のアンジェリーナ・ジョリーが、乳がんの予防のために両側の乳腺を切除する手術を受けたのをご存じの方は多いでしょう。

母親は乳がんを患い、卵巣がんで死亡しています。そして、祖母は卵巣がん、叔母が乳がんで亡くなっています。これは、家族性がんにあてはまります。

ＢＲＣＡ１とＢＲＣＡ２はがん抑制遺伝子で、変異があると遺伝子に不安定性が引きおこされ、発がんの可能性が高くなる遺伝子です。これらの遺伝子に異常があると、前立腺がんや膵臓がんのリスクが高まることも知られています。どちらも常染色体の遺伝子ですが、片方に変異があるだけで発がんのリスクが高くなります。

米国での統計では、全女性の12％が一生のうちに乳がんを発症する可能性があります。一方、ＢＲＣＡ１に変異があるとほぼ6割が、ＢＲＣＡ２に変異があると5割弱が、70歳までに乳がんを発症するとされています。卵巣がんに対する影響はもっと大きくて、全女性の１％強が発症するにすぎないのに対して、ＢＲＣＡ１に変異があると約4割が、ＢＲＣＡ２に変異があると１割強が卵巣がんを発症するようになります。

アンジェリーナ・ジョリーの場合は、乳がんで亡くなった叔母と同じく、ＢＲＣＡ１の遺伝子に異常が見つかり、医師から乳がんになる確率が87％であると診断されたことがきっかけとなりました。乳腺細胞を完全に取りきれる訳ではないので、乳がんのリスクをゼロにすることはできませんが、５％以下になるとされています。

乳腺の予防的切除についての報道の影響は大きく、乳がんの遺伝子検査をする人の数も、予防的に乳腺切除をする人の数も倍増し、アンジェリーナ・ジョリー効果とまで呼ばれました。気になるところですが、当然のことながら、乳房再建術はなされています。恥ずかしながら、切除術後に出演した映画『マレフィセント』を見たときは、おもわず胸に眼がいってしまったことを告白しておきます。

乳腺の手術をおこなった時、TIME誌の記事などでは、乳がんは早期発見が比較的たやすいので、予防的手術をするならば卵巣にすべきではないか、というような意見が書かれていました。さすが、きわめて客観的で鋭い指摘です。そして2年後、アンジーは、初期の卵巣がんを疑わせる検査結果が出たことをうけて、卵巣の切除に踏み切ります。結果的には、がん細胞が見つからなかったので、これも予防的切除ということになりました。

このあたりの決断は、病気に対する考え方や家族のことなどなど、かなり複合的なものにならざるをえません。もちろん、性格的な要因もかなりのファクターです。アンジェリーナ・ジョリーの場合は子どもが6人いる、ということも大きかったかもしれません。ちなみに6人の子どものうち3人は、慈善活動の一環としての養子で、あとの3人は、ブラッド・ピットとの間にできた子どもです。そういえば、ブラピとは離婚しましたね。何があったんでしょう。これも、まったくどうでもええことですが……。

知るべきか知らざるべきか……

遺伝子というのは、もちろん自然界に存在する天然物なのですが、一定の条件を満たすと、特許として認められるようになっています。BRCA1もBRCA2も、ミリアド・ジェネティクスという会社が特許を取得しました。そして、これらの遺伝子検査を独占し、3000ドルという高額な費用で検査がおこなわれていました。

さらに、ミリアド社はBRCA遺伝子の検査をうけるべきだと啓蒙するビジネスを展開します。このような状況に対して、米国分子病理学会、および、がん患者や医師らが、特許は無効であるという訴訟をおこしました。そして、米国最高裁判所は、ミリアド社の特許の一部は無効という判決を下します。この判決が出されたのが、アンジェリーナ・ジョリーの告白から1ヵ月後でした。アンジェリーナ・ジョリー効果で、検査を受けたい人が増えているのに、高額で受けられないという事例が出て社会問題になりつつあったこともあり、この判決は大きな話題をよびました。

これから状況は変わるでしょうが、欧米に比べて、日本では、商業ベースの遺伝子検査は、今のところ、それほど一般的ではありません。理由はいまひとつ定かではありませんが、ひょっとしたら、日本人の生命科学リテラシーが低いためかもしれません。

さて、あなたはこういった遺伝子検査を受けたいと思うでしょうか？　少し考えてみてください。結果が陰性であれば、まったく問題はありません。しかし、もし陽性であれば、どうするのか。そのことを考えずして検査を受けるのは好ましくありません。そのためには、遺伝子とは何か、ゲノムとは何か、突然変異とは何か、そして、そういったものが病気の発症にどういうふうにかかわっているのか、を、おおざっぱでいいから理解しておかなければなりません。手前味噌ですが、この本で、そのあたりのことを勉強してもらえたらと思いながら書いています。

もし、あなたがアンジェリーナ・ジョリーと同じような状況になったら、はたして予防的手術をうけるでしょうか。これも難しい問題です。アメリカでは、予防的切除は保険、といっても民間の保険ですが、によってまかなわれます。保険会社にしたら、がんが発症してその医療費を払うよりも、予防的切除をしてもらった方が安くつくという判断からです。しかし、日本では、いまのところ予防効果に対するエビデンスがないこともあって、今のところ健康保険でまかなわれることはありません。

生命科学の知識だけでなく、確率的なものの考え方も重要になります。医学は、統計的なデータを示してくれますが、個別例の将来を予測してくれはしません。だから、エビデンス、すなわち、これまでに得られた統計的データを基に、自分で判断するしかないのです。治療法の種類が増えて複雑になってきている上に、インフォームドコンセントをうけて治療の方針は自分で選択しなければならないのです。そのような時代になったのですから、我が身を守るための確率的な考え方と医学につながる生命科学とを、中等教育くらいからしっかり教える必要があるのではないかと常々考えています。

がん遺伝子、がん抑制遺伝子、そして、がんの進化

がんの基礎研究は発がん実験に始まったのですが、そこには、大きな二つの流れがあります。ひとつはウイルスによる発がんで、もうひとつは化学発がんです。最終的に、がん遺伝子という大発見につながったのはウイルス発がんの研究でした。

ラウスと藤浪

がん遺伝子というのは、その発現が過剰になる、あるいは、その構造が異常になることによって悪性腫瘍を引きおこすような遺伝子です。もちろん、がんを引きおこすためだけに存在するような遺伝子はありません。正常な細胞では、細胞の増殖や分化などにおいて何らかの役割を持っている遺伝子です。

ペイトン・ラウスは、移植可能なニワトリ肉腫の研究をしていました。1911年、その

肉腫細胞を破壊して濾過器を通した液が肉腫を引きおこすことを発見しました。腫瘍濾過性病原体すなわち腫瘍ウイルスの発見です。同じ時代に野口英世も在籍していたロックフェラー研究所の研究者であったラウスは、この発見によりノーベル賞を受賞しますが、その受賞は、1966年、87歳の時でした。この受賞は、当時の最年長記録で、発見から55年も待たされたのは、いまでもノーベル賞史上最長です。

ラウスとほぼ同時期に、京都大学医学部病理学の藤浪鑑《あきら》が、やはりニワトリの肉腫を、細胞が生存しえない状態にしても移植できることを発見しています。これも後に、ウイルス、藤浪肉腫ウイルスによることが明らかになるのですから、ラウスといっしょにノーベル賞を受賞してもおかしくありませんでした。が、藤浪は1934年に亡くなっていましたから、その機会はなかったのです。

山極と市川

もう一人、がんの研究でノーベル賞を受けてもおかしくなかったのが、東京大学医学部病理学の山極《やまぎわ》勝三郎です。山極は細胞病理学を唱えたウィルヒョウの弟子で、藤浪の師匠でもあったのですから、当時の日本の病理学にはすごい先生がいっぱいおられたことがわかります。

山極は、弟子である獣医師の市川厚一に、ウサギの耳にコールタールを塗擦、単に塗るだけではなく擦り込ませる、実験を命じます。3年以上にもわたる苦労の結果、1915年に、腫瘍を作ることに成功します。「癌か贋か、はたまた頑か」などという言われ無き中傷も受けましたが、世界で初めて化学発がんに成功したのです。

その時の感動を、山極は「癌出来つ意気昂然と二歩三歩」という句に残していて、今も東大医学部にその碑が残されています。山極の伝記を読むと、信じられないくらい頑固な人で、また、市川はこれも信じられないくらい実直な人だったようです。そのような絶妙のコンビだったからこそ、誰もなしえなかった人工発がんに成功したのです。山極の伝記は、個性派俳優である遠藤憲一主演で『うさぎ追いし』というタイトルの映画になっています。当時の大学医学部や学会の雰囲気もわかって、なかなか面白い映画だったので、機会があればＤＶＤでも見てください。

人工発がんに関しては、1926年に、寄生虫による発がんでデンマークのヨハネス・フィビゲルが、ノーベル賞を受賞しています。しかし、この研究は後に誤りであったことが明らかになっています。フィビゲルの受賞がなかったら、山極が受賞していてもまったくおかしくありません。というよりは、後の化学発がんの発展を考えると、受賞して当然だったはずです。実際、フィビゲルが受賞した年には山極も候補にあがっていて、共同受賞が検討された資料が残されているのですから、本当に残念なことです。

がん遺伝子の発見

ラウスが発見したラウス肉腫ウイルスは、レトロウイルスと呼ばれるウイルスの一種です。1979年になって、このウイルスには、不思議なことにニワトリの遺伝子にそっくりな遺伝子が含まれており、その遺伝子の発現が肉腫を引きおこすことが、ハロルド・バーマスとマイケル・ビショップにより明らかにされました。

この発見は大きな驚きをもって迎えられました。ウイルス固有の遺伝子が悪さをして肉腫を引きおこすと考えられていたのに、もともとはニワトリの細胞にあった遺伝子がレトロウイルスに取り込まれて、その遺伝子が悪性腫瘍発症の原因であることがわかったのですから当然です。後にこの二人は「レトロウイルスのガン遺伝子が細胞起源である事の発見」でノーベル賞を受賞しています。

この遺伝子は、肉腫（sarcoma）を引きおこすことから、src（サークと発音します）と名付けられました。ウイルスに含まれているsrcは、ウイルス＝virusのsrcなのでv-src、もともと細胞にあった正常バージョンのsrcは、細胞＝cellのsrcでc-srcと呼ばれます。なので、v-srcはがんを引きおこすから「がん遺伝子」、c-srcはその元になるから「原がん遺伝子」ということになります。

以後、研究が続けられ、ヒトの腫瘍でも、いろいろな原がん遺伝子に変異が生じて、発現量や構造が異常になり、がんの原因、すなわち、がん遺伝子として働くことがわかってきました。わかりやすくたとえると、がん遺伝子というのは、いわば発がんのアクセルです。このことについては、後で詳しく述べることにします。

クヌードソンのツーヒット仮説

がん遺伝子が発がんのアクセルならば、がん抑制遺伝子は発がんのブレーキです。最初に発見されたがん抑制遺伝子は、網膜芽細胞腫という小児の眼の悪性腫瘍の研究から単離されたRb遺伝子です。網膜芽細胞腫は英語でretinoblastomaといい、その頭文字をとってRb遺伝子と名付けられています。

網膜芽細胞腫には、家族性のものと、それ以外の散発性のものがあります。そして、家族性のものは常染色体優性に遺伝していきます。アルフレッド・クヌードソンは、網膜芽細胞腫の研究からツーヒット仮説を唱えました。それは、網膜芽細胞腫の発症には、①一対ある遺伝子の両方に異常が生じる必要があること、②家族性のものではすでに片側の異常を親から引き継いでいるために、もう片側の遺伝子に異常が生じるだけ腫瘍が発症するので発症率が高くなること、③散発性では両方の遺伝子に異常が生じないと腫瘍ができないので発症率が低いこと、というものです。遺伝子の実体がわからないのに、統計的な解析からだけで、これだけのことを推論した慧眼には脱帽するしかありません。

ほとんどの遺伝子は一対の常染色体に計2個あります。アクセルであるがん遺伝子は、その片側だけが壊れるとアクセルがはいりっぱなしになってしまいます。それに対して、がん抑制遺伝子――クヌードソンは抗がん遺伝子と呼んでいましたが――はブレーキですから、片方がつぶれてもなんとか機能を保つことができます。なので、両方が壊れて初めて発症の要因になる、ということなのです。

網膜芽細胞腫の原因遺伝子として見つけ出されたRb遺伝子ですが、後の研究により、非常に多くの種類のがんにおいて高頻度に変異のあること、細胞の増殖に極めて重要な役割を持っていること、などがわかっていきました。また、Rb遺伝子以外にいくつものがん抑制遺伝子のあることもわかってきました。これらについては、また後で詳しく話をします。

クローンとは

がん細胞はクローンである、というのは重要な特徴です。まず、クローンという言葉の説明をしておきましょう。広辞苑をひもとくと「(もとギリシア語で小枝の意) 1個の細胞または生物から無性生殖的に増殖した生物の一群。また、遺伝子組成が完全に等しい遺伝子・細胞または生物の集団。栄養系」とあります。う〜ん、ちょっとわかりにくいですね。

ウィキペディアでは、「同一の起源を持ち、尚かつ均一な遺伝情報を持つ核酸、細胞、個体の集団。もとはギリシア語で植物の小枝の集まりを意味するκλών klōn から」とあって、もう少しイメージしやすくなっています。ひとことでいうと、同一起源で同じ性質を持っているものがクローンなのです。それは、核酸でも細胞でも個体でもかまいません。単クローン性抗体という言葉があって、異物を認識する抗体にもクローンという概念をあてはめることができます。また、クローンの形容詞形はクローナルなので、単クローン性抗体は、単＝モノなので、モノクローナル抗体ともいいます。この抗体については、次の章で詳しく説明します。

サブクローンという言葉もあります。サブは広辞苑には「『下位』『補助的』の意。『サブリーダー』」とあります。大きなグループがあって、全体のリーダーと、その下にサブリーダーがいる、というイメージがわかりやすいでしょう。クローナルな細胞集団において、サブクローンがある、というような言い方をします。どういう意味かというと、もともとは同じ起源で同じ性質を持っていた細胞集団であっても、一部の細胞に突然変異が生じて少し違った性質を持つ亜集団の生じることがあります。そういった細胞集団をサブクローンと呼ぶのです。

がんの進化

がんは体の細胞に生じた突然変異、それも、数個の突然変異が重なって初めて発症するものです。また、これまでに調べられた悪性腫瘍のすべてはクローンである、すなわち、たった一個の細胞の子孫である、ということがわかっています。以上、ふたつのことをあわせると、一個の細胞に突然変異が生じ、さらに変異が蓄積していくことによって、最終的にがんになるということになります。また、いくつもの変異が一度に生じるのではなくて、時の経過と共に段々と蓄積していくことによって完成していきます。ですから、生物の進化とまったく同じような意味で、がんも進化していくのです。

また、突然変異が蓄積して進化するためには、がんの元になる細胞は、かなり寿命の長い細胞でないといけない、ということがわかります。なので、ほとんどの悪性腫瘍のおおもとは、幹細胞あるいはそれに近い性質を持っている細胞だと考えられています。

突然変異はランダムにはいると考えられますから、どのような遺伝子にどのような異常が生じるかわかりません。中には変異が生じることによって死んでいく細胞もあるはずです。しかし、それとは逆に、悪い性質、転移能の強いものや、浸潤能の大きなもの、増殖の速いもの、あるいは、免疫細胞の攻撃を逃れやすいものなど、いろいろなサブクローンができることもあります。

がんの進化も生物の進化と同じく適者生存ですから、次第に悪性度の高い細胞の集団になっていくわけです。さきほど述べたように、たとえ「がんもどき」の状態があったとしても、いつまでもその状態に留まっていてくれるわけではないのです。

これも重要なことなのですが、悪性腫瘍は、一個の細胞からできてくるからといっても、できあがった腫瘍の細胞がすべて同じ性質というわけではありません。もともとは一個の細胞が起源なのですが、がんは突然変異の頻度が高いため、その結果、少しずつ異なった性質を持った細胞群、サブクローンの集まりになっているのが普通です。似てはいるけれど、よく見ると、いくつもの少しずつ違った種類の悪い顔をした細胞が集まっている、といったところでしょうか。

抗がん剤によって一旦治ったように見えても、再発してくることがあります。こういった場合の多くは、その抗がん剤に耐性を持ったサブクローンのがん細胞が増殖してきています。そして、その困った性質である薬剤耐性は、新しい突然変異によって獲得されていることが多いのです。

生物学的な現象を擬人化して考えるのはあまりよくないのですけれど、がんについては、やっぱり憎たらしい気がしてしまいます。では、次に、どのような遺伝子の変異ががんを引きおこすかの話をします。この分野は、この20~30年の間に、ほんとうに爆発的に進展した分野です。

成長シグナルの自給自足

これまでに、がんの発症に関係すると報告されている遺伝子は、数百にもおよびます。Rbのように非常に多くの種類のがんに関係している遺伝子もあれば、ごく限られた種類の白血病の発症にだけ機能するような遺伝子もあります。とてもではありませんが、すべてを覚えることなどできません。しかし、どのような機能の遺伝子が、がん抑制遺伝子や、がん遺伝子として機能するかは、がんという病気だけでなく、正常な遺伝子の働きを知る上でも非常に重要なことです。

30年以上にわたる、がんの分子生物学的な解析から、悪性新生物を性格づける遺伝子は、次のように、ごく大まかに六つの種類に分けるとわかりやすいと考えられています［図8］。

一．成長シグナルの自給自足
二．成長抑制シグナルに対する不応性

［図8］ がんが成立する要因

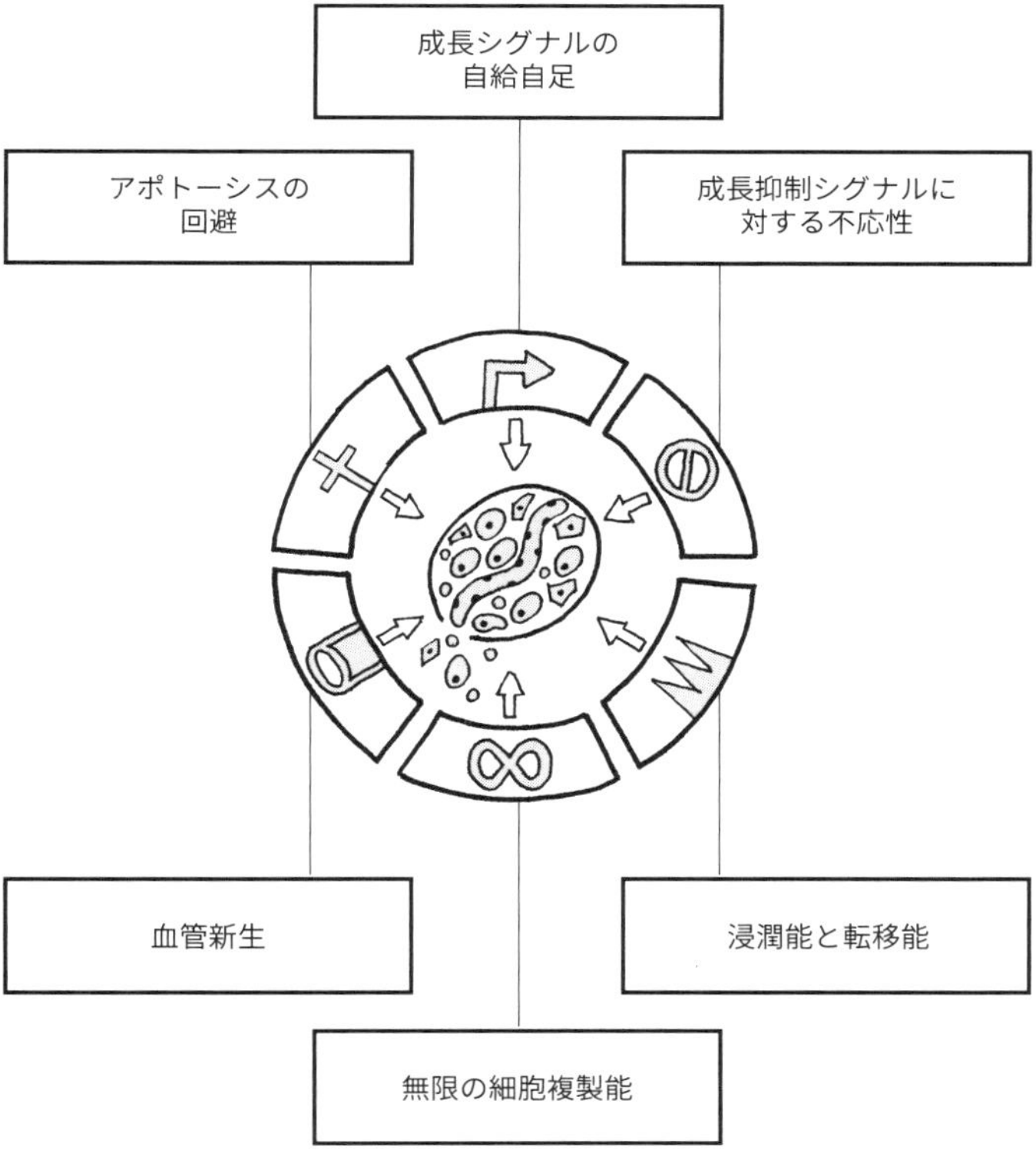

悪性腫瘍が成立するには、シグナルの自給自足、成長抑制シグナルに対する不応性、アポトーシスの回避、無限の細胞複製能、血管新生、浸潤能と転移能という六つの要因が重要であることが知られています。

三．アポトーシスの回避
四．無限の細胞複製能
五．血管新生
六．浸潤能と転移能

なんだか難しそうと思われるかもしれませんが、そうでもありません。まずは、増殖シグナルの自給自足から説明していきましょう。

成長因子と細胞増殖

がん細胞だけでなく、正常な細胞ももちろん増殖します。ただし、がん細胞とは違って、正常な制御をうけての増殖です。そのときに機能するのは、成長因子です。成長因子は、増殖因子、細胞増殖因子などとも呼ばれ、細胞の増殖、分化などといった役割をもっていて、中にはステロイドホルモンのような脂質系のものもありますが、その多くはタンパクです。

タンパク性の成長因子は、細胞の表面にある受容体に結合して、シグナルを細胞に伝えます。それぞれの成長因子には、特異的に結合する受容体が存在し、受容体は、成長因子に結合することによって活性化されます。最終的には、核にそのシグナルを伝えていくのですが、細胞膜と核の間にはマイクロメートル単位とはいえ距離がありますから、その間を仲介するための細胞内シグナル伝達タンパクというのがあります。シグナル伝達の最後の役者は、インターミッションで説明した、遺伝子発現を活性化するタンパクである転写因子です。

このように、細胞外の成長因子→細胞膜のシグナル伝達タンパク=受容体→細胞内シグナル伝達タンパク→転写因子、というように成長シグナルが伝わるのです。増殖に関与するすべての遺伝子ががん遺伝子になるわけではありませんが、理屈の上では、この経路のどの段階に関与する遺伝子であっても、細胞増殖に関係しているのですから、がん遺伝子になりえるのです。

たとえば、ある種の脳腫瘍ではPDGFという成長因子とその受容体が、また、多くの肉腫ではTGF-βという成長因子とその受容体が同時に発現します。こうなると、ある細胞に成長因子とその受容体の両方がある訳ですから、細胞膜からの増殖シグナルがはいりっぱなしになり、増殖しつづけるのです。

細胞の中でシグナルを伝える分子にはたくさんの種類がありますが、なかでも重要なのはキナーゼと呼ばれる一群の分子です。英語ではカイネースと発音しますが、日本語ではドイツ語由来のキナーゼです。広辞苑にもちゃんと「Kinase ドイツ語 リン酸化酵素の総称。アデノシン三リン酸などの持つリン酸を他の物質に移転する反応を触媒する。細胞の増殖・代謝・分化・運動など多くの機能の調節に関わる」と収録されています。

正常な受容体は、成長因子が結合した時にだけ活性化されます。しかし、受容体に変異が生じると、その構造が変化して、成長因子がなくとも活性化された状態が維持されることがあります。また、細胞内シグナル伝達分子にも、同じような「恒常的活性化状態」がおこることがあります。そうなってしまうと、当然、成長シグナルが入りっぱなしになります。

成長シグナルを伝える最終ランナーは、遺伝子発現のスイッチ、転写因子です。細胞増殖に関係する転写因子がたくさん知られています。そのような転写因子が異常に高発現する、本来発現すべきでない細胞で発現する、あるいは、変異によって転写能が促進する、といった状態になると、やはり、成長のシグナルがオンになったままになります。

成長シグナルによる細胞増殖でのもうひとつの重要な現象は、分裂していない、すなわち、休止期にある細胞が分裂を開始することです。これを理解するには、細胞周期という考え方が重要になります。長くなりそうなので、セクションを変えて説明します。

回る回るよ細胞周期

細胞が増える時、しごくあたりまえのことですが、一個の細胞が二個に分裂するわけです。ただ単に細胞が二つに割れればいいというわけではありません。細胞には1セットのゲノムが含まれることが必要です。ということは、分裂前にはゲノム、すなわちＤＮＡが二倍に複製されなければなりません。ですから、細胞が増殖する時には、DNA合成→細胞分裂→DNA合成→細胞分裂→……というようなサイクルが繰り返されます。

細かくいうと、DNA合成と細胞分裂だけが繰り返されるわけではなく、その間にギャップが挟まっています。合成期と分裂期は、それぞれ、synthesis と mitosis の頭文字をとって、S期とM期といいます。ふと思っただけですけど、SMなので覚えやすいかもしれません。そして、M期とS期の間のギャップはG1期、S期とM期の間のギャップはG2期、と名付けられています。ですから、細胞周期は、G1→S→G2→M→G1→S→ というように繰り返されるのです［図9］。

チェックポイントが大事なのだ

細胞分裂には複数のチェックポイントがあって、正しく細胞周期が進行しているかどうかを監視して、異常があると、そこで細胞周期を停止させます。とりわけ重要なのが、DNA合成を開始するかどうか、すなわち、細胞周期を回すかどうかが決定される、G1期とS期の間にあるG1-Sチェックポイントです。第1章のアポトーシスのところで書いた、DNAの傷がチェックされるのはこのチェックポイントです。もしDNAに傷があれば、ここで細胞周期を停止させて傷の修復がおこなわれます。実にうまくできています。

[図9] 細胞周期

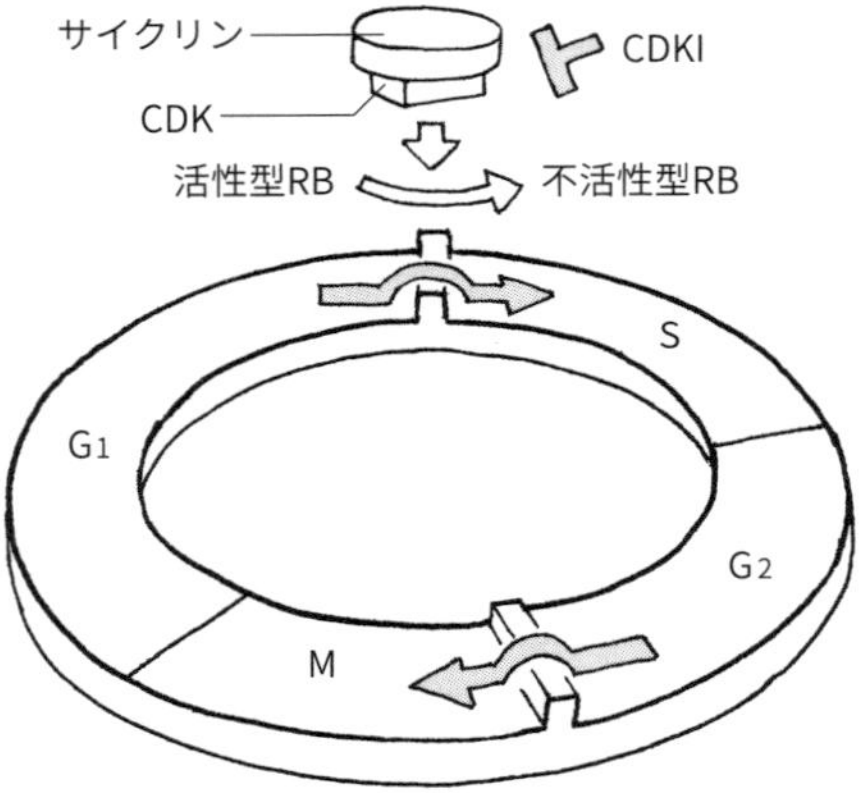

細胞周期には、G1期、S期、G2期、M期があり、このサイクルが繰り返されることによって細胞分裂が生じます。また、G1期からS期への移行にはRBの不活性化が必要です。また、それにはサイクリンとCDKの複合体が機能しますが、その機能はCDKIによって抑制されます。

G1期からS期への進行はかなり複雑な分子メカニズムなのですが、サイクリンというタンパクと、サイクリン依存性キナーゼ(CDK)というタンパクが重要です。サイクリンもCDKも複数の種類があるのですが、ほんとにざっくり言うと、サイクリンとCDKが結合して作られる複合体が機能することによって、細胞周期が進行するのです。

さらに、CDK阻害因子(CDKI)という因子が存在します。このタンパクは、G1-Sを進行させるサイクリンとCDKの複合体の機能を阻害して、細胞周期を止めることができます。ここまでで一応の説明が終わりましたので、次に、細胞周期がどのように悪性新生物の発症に関わっているかのお話をします。

あたりまえすぎることですが、細胞は、分裂しなければ増えることができません。だから、チェックポイントが正常に機能して細胞同期を止めてくれると、細胞はむやみに増えない、すなわち、がん化しないのです。ということは、逆に考えてみると、がんになるには、チェックポイントがおかしくなっているはずだ、ということになります。

実際に、ヒトのがんで調べられたところ、サイクリン（とくにサイクリンD）やCDKの量の増加が頻繁に認められます。また、ブレーキが壊れた状態、すなわち、CDKIの突然変異も高頻度に存在します。

では、ここまで書いてきた、細胞周期の異常や成長シグナルの異常だけで悪性腫瘍になるかというと、そうはなりません。細胞を増やそうという異常な動きを押さえ込む、細胞の老化や細胞死といった働き、いわばブレーキもあるからです。アクセルがはいるだけでは不十分で、ブレーキ系も壊れなければ、がんにはなれないのです。がんになるには、複数種類の突然変異が必要であると言ったのは、こういうことなのです。

成長抑制シグナルに対する不応性

成長シグナルの自給自足は、いわば、アクセルがはいりまくった状態です。でも、ブレーキが十分に効けば走りすぎたりはしないはずです。そして、ブレーキが壊れた状態もあって、それが、成長抑制シグナルに対する不応性です。がん抑制遺伝子の異常がこれにあたります。その代表が、ツーヒット仮説で紹介した、Ｒｂ遺伝子産物であるＲＢタンパクです。もうひとつ、ゲノムの守護神とまで言われるｐ53も重要ながん抑制遺伝子です。

ＲＢはブレーキである

ＲＢがどこで機能するかというと、Ｇ１－Ｓのチェックポイントです。Ｅ２Ｆは、細胞周期を回転させるのに必要な数多くの遺伝子の発現を制御する転写因子です。ＲＢは、そのＥ２Ｆの機能を制御しています。Ｅ２Ｆがどれくらい大事かというと、Ｅ２Ｆだけを無理矢理に発現させてやっただけで、細胞周期が回ってしまうほど大きな機能をもった転写因子なのです。

これも細かい話をするときりがないのですが、G1期でのRBは活性型で、E2Fと結合して、その機能を押さえ込んでいます。E2Fに抱きついて働けなくしているとイメージしてもらうといいかもしれません。それに対してS期では、RBは不活性型になり、E2Fと結合しなくなります。そうなると、自由の身となったE2Fの機能が発揮されて、細胞周期が回るのです［図9］。

このようにして、RBタンパクはG1期で細胞周期を止める役割を持っています。ですから、変異によってRBがなくなってしまったり、RBの機能が発揮できなくなってしまったりすると、E2Fに対する歯止めがなくなって、細胞周期が止まらなくなるのです。すべてのがんにおいて、RB、あるいは、RBを制御するメカニズムのどれかに異常のあることがわかっています。それほどRb遺伝子というのは重要なのです。

こういった重要性から、Rb遺伝子は、「細胞周期の統治者」とまで呼ばれています。そのRbとならんで大事ながん抑制遺伝子は、ヒトがんにおいて70％以上と、最も高い変異率を誇る「ゲノムの守護者」p53です。

ゲノムの守護神p53

p53は、DNAに傷がつくと活性化されて、RBを活性化するCDKIの量を増やすなどして、細胞周期をG1期でストップさせます。そして、同時に、損傷をうけたDNAを修復させる働きも動員させます。最終的に、DNAの傷がちゃんと治ったら、活性化が解除されて、G1期からS期へと移行し、細胞周期が回り始めます。

しかし、細胞が大量の放射線を浴びるなどして、DNAにたくさんの傷がはいってしまうと、修復が不可能になってしまうことがあります。そのような時、p53は細胞に死を誘導します。このときの死に方は、第1章でお話をしたアポトーシスです。DNAに傷がつくことが悪性腫瘍になる要因であることを思い出してください。p53はDNAの傷を修復する、あるいは、傷が多すぎる場合は細胞を殺すことによって、細胞が腫瘍化するのを防いでいるのです。ですから、p53に変異がはいると、こういうメカニズムが働かなくなるために、がんになりやすくなります。まさにゲノムの守護神です。

他にも、TGF-βのシグナルとか、NF2とか、APCとか、暗号みたいな名前の遺伝子が、がん抑制遺伝子として機能することが知られていますが、キリがないのでこれくらいでやめておきます。

アポトーシスの回避

第1章で述べたように、いらなくなった細胞はアポトーシスによって死んでいきます。というか、死んでもらわないと困るのです。もし死ななかったら、徐々にですが、細胞が蓄積していきます。ここまでに書いたように、増殖刺激がはいり続けたり、がん抑制遺伝子の働きが悪くなると腫瘍は増殖します。しかし、それだけではなくて、アポトーシスのメカニズムがうまく働かないことも、腫瘍細胞の増加に重要であることがわかっています。

死ななかったら増えていく

死ななければ増えるというのは、あまりいいたとえではないかもしれませんが、人口を考えるとわかりやすいかもしれません。たとえ出生率が変わらなくとも、医療や福祉が充実してみんなが長生きするようになれば、その分だけ人口が増えるようなものです。

Ｂｃｌ－２という遺伝子があります。この遺伝子は、ある種の悪性リンパ腫において、染色体転座の結果、発現が亢進していることがわかっていました。転座という言葉は初めてですが、「染色体の一部が、切断・再結合・交換などにより位置を変える現象」（広辞苑）のことです。しかし、最初、Ｂｃｌ－２の機能はまったくわかりませんでした。

増殖因子が存在すれば、試験管の中でいつまでも増殖できるような培養細胞があります。しかし、そういった細胞は、増殖因子がなくなれば、すぐにアポトーシスで死んでしまいます。ところが、Ｂｃｌ－２遺伝子を強制的に発現させてＢｃｌ－２タンパクをたくさん作れるようにしておいてから増殖因子をなくしてやると、細胞は増殖しなくなるのですが、なかなか死なない、ということがわかったのです。

このような実験から、Ｂｃｌ－２は、細胞をアポトーシスで死ぬことから防ぐ働きを持つ、ということが明らかになりました。Ｂｃｌ－２の過剰発現によって悪性化しているリンパ腫には、ゆっくりとしか大きくならないという特徴があります。この性質は、Ｂｃｌ－２が、どんどん細胞を増やすのではなくて、細胞を死ににくくする機能を持っている、ということからよく理解できます。

細胞死でもミトコンドリア

その後の研究から、Bcl－2はミトコンドリアに存在することがわかりました。ミトコンドリアというのは、酸素を利用して生命のエネルギー通貨であるATPを産生する細胞内の小器官でしたね。ミトコンドリアは、エネルギー産生だけでなく、アポトーシスも制御しているのです。DNA損傷などのストレスが生じた時、チトクロームCといったATPの産生に必要なタンパクがミトコンドリアから放出され、それがアポトーシスの引き金になることは前にも述べたとおりです。

ミトコンドリアは、これも第1章で書いたように、もともとエネルギーを作る細菌だったものが細胞に取り込まれたものです。それが、いつからか真核生物の中に入り込んで共生を始め、どのようにしてか細胞死を制御するようなメカニズムを獲得したのでしょう。この共進化を考えるとものすごく面白くて不思議です。

進化といえば、進化的に共通な祖先に由来する、よく似たタンパクのことをまとめてファミリータンパクという言い方をします。Bcl－2にもファミリータンパクがたくさんあって、20種類以上が報告されています。ファミリータンパクだからといって、似た働きをするとは限らなくて、真逆の機能を持つこともあります。Bcl－2はアポトーシスを防ぐ働きがあるのに対して、BAXというファミリータンパクは、逆に、アポトーシスを促進する働きがあるのです。

細胞が大量の放射線を浴びると、ｐ53が活性化されてアポトーシスが生じることは先に書きました。この時、ｐ53の働きによってＢＡＸの量が増えて、Ｂｃｌ－２の量が減ることが知られています。すなわち、Ｂｃｌ－２ファミリータンパクのバランスがアポトーシス側に傾いて、細胞が死んでいくのです。

死の受容体

このようなミトコンドリアを介したアポトーシスの経路は、細胞の中で生じる現象であることから、内因性経路といいます。それに対して外因性経路というのもあります。細胞によっては、表面に死をもたらす受容体「デス・レセプター」があって、その受容体が刺激されることによってアポトーシスが誘導されます。細胞死の受容体があるというと驚かれるかもしれません。なんだか怖いイメージですよね。しかし、種類は多くはないものの、実際に存在し、重要な働きをしています。

アポトーシスには「プログラムされた細胞死」というのがあるということも第1章で説明しました。たとえば、炎症反応や免疫反応がおこったとき、そのような反応がいつまでも続くと、正常な細胞まで傷つけられてしまいます。なので、細胞表面の受容体を介して細胞を積極的に殺すことが必要なのです。

少し専門的な言葉なのですが、受容体に結合して、その受容体を活性化する物質のことをリガンドといいます。代表的な死の受容体にＦａｓというのがあります。そのリガンドは、ちょっと安直ですがＦａｓリガンドといいます。このＦａｓリガンド－Ｆａｓのシグナルに異常があると、免疫を担当する細胞が死なないために免疫反応が強くなりすぎて、自分の細胞を異物として認識し、自己免疫疾患が生じることが知られています。なるほどなぁ、と思ってもらえるでしょうか。

無限の細胞複製能

第1章でも紹介しましたが、正常な細胞の分裂回数は有限で、ヒト胎児の細胞で50〜60回、そして、歳をとるにつれてその回数が減っていきます。ヘイフリックが最初発見した当時、この現象はどうして起きるかはわからなかったのですが、いまではテロメアの短縮がその主要な原因だとされています。

端っこも大事

テロメアというのは、染色体の末端部のことです。しつこいようですが、細胞が分裂する時はDNAの複製が生じます。その時、DNA複製の分子メカニズムの関係で、テロメアだけは、他の部分とちがって、テロメラーゼという酵素が必要です。しかし、普通の細胞ではテロメラーゼが発現していません。ですから、細胞が一回分裂するごとに、断端部だけがうまく複製されず、テロメアの長さが少しずつ短くなっていくのです。テロメアが一定以下の短さになると、ここでもゲノムの守護神p53が活躍してチェックポイントが機能し、細胞老化が誘導されます。細胞老化というのは、細胞が増えもしなければ死にもせず、じっとしているような状態が永遠に続くことです。

では、増え続けるがん細胞ではどうなっているかというと、テロメラーゼが活性化されているのです。これが、無限の細胞複製能です。擬人化してはいけないと言いながらも、どうして、がんというのは、こんなに小賢しい技を繰り出してくるのかと、つい思ってしまいます。しかし、発想を変えてみると、テロメラーゼの働きを押さえ込むことによって、がんを治療する戦略が可能です。残念ながら、まだお薬にはなってないようですが、実際にそのような方法も試みられています。

アレキシス・カレルの誤った学説

じつは、ヘイフリックの説は、なかなか受け入れられませんでした。ヘイフリックがちょっと変わった人であったということもあるのですが、それ以上に、ある有名な研究者が、その半世紀ほど前に、培養細胞は不死である、と発表し、その考えが「常識」として広く受け入れられてしまっていたからなのです。

「血管縫合および臓器の移植に関する研究」で1912年にノーベル賞を受賞したアレクシス・カレルがその人です。フランスに、奇跡を起こすキリスト教の聖地、ルルドという小さな町があります。ここにある泉の水を飲むと、奇跡が生じて病気が治る、というのです。医師としてトレーニングを受けたリヨン生まれのカレルは、そんなことを信じていなかったのですが、奇跡を目の当たりにします。一度は、瀕死の結核患者がみるみるうちに良くなった、もう一度は、結核性の瘻孔（皮膚にあいた穴）が目の前で閉じた、というのです。

奇跡を目撃したけれど、心から信じることができなかったカレルは、祖国を捨ててカナダからアメリカへと渡ります。そして、野口英世と同時代に、同じロックフェラー研究所で活躍します。ウイルス発がんを発見したペイトン・ラウスとも同じ時期です。ロックフェラー研究所——今はロックフェラー大学になっていますが——は、なんと23人ものノーベル賞学者を輩出しています。カレルは野口のことが好きだったのか、何度も野口をノーベル賞に推薦しましたが、うまくいきませんでした。

カレルは、ニワトリ胚の心臓の培養をおこない、20年以上にもわたって継代することができたと報告します。ノーベル賞の受賞理由はまったく違ったものだったのですが、カレルがもたらしたアメリカ初のノーベル賞と同じタイミングでの発表だったので、この不死の細胞はマスコミに大々的にとりあげられました。

その研究は間違いでした。実験方法そのものに問題があったのか、実際に実験をしていた助手が不正をしていたのか、それとも他の理由があったのか、いまではわかりません。しかし、何しろその結論は半世紀後にヘイフリックの論文が出るまで、多くの人に信じられ続けたのです。びっくりするような話です。

血管新生

酸素や栄養無くして生きられないのは、がん細胞とて同じです。白血病などは別として、がんは塊を作って成長します。ある程度以上の大きさになると、腫瘍の真ん中へは酸素が行き渡らなくなって、壊死によって死んでいくはずです。考えてみたらあたりまえのことなのですが、そのことが示されたのは一人の天才の考えによります。

酸素がなければ生きられない

ハーバード大学のジュダ・フォルクマンは、腫瘍の培養をしていて、すべての腫瘍が1～2ミリメートルくらいの大きさにまでしか育たないことに気づきました。しかし、これらの腫瘍はマウスに移植されると、1センチメートル以上の大きさに成長していくのです。この現象から、移植されると、腫瘍の塊に血管が新しくできて内部にまで酸素が供給されるのだろうと考えます。

生体内における腫瘍の成長は血管新生に依存しているはずであり、腫瘍がそのような成長因子を分泌するのではないかという仮説をたて、1971年に、一流雑誌である「ニューイングランドジャーナル・オブ・メディシン」に報告します。当初は、あまりに斬新な発想のため、なかなか受け入れられませんでした。しかし今となっては、血管新生は悪性腫瘍を考える際に非常に重要な因子のひとつであることがわかっています。

ユダヤ教のラビを父に持つフォルクマンは天才といっていいでしょう。アメリカの医学校（メディカルスクール）は、大学を卒業してから入学するシステムなのですが、栴檀は双葉より芳し、オハイオ州立大学での研究成果がいきなり認められて、19歳にしてハーバードメディカルスクールに入学を許可されています。期待通り優等で卒業し、外科に進みますが、34歳にして早くもボストン小児病院の外科チーフに任じられました。その間、手術だけでなく、研究も積極的におこないながら、です。アメリカにはときどきこういうものすごい医学者がいます。日本では見たことがありませんが、何が違うんでしょうね。

偶然ですが、クヌードソンがツーヒット仮説を発表したのも1971年です。がん抑制遺伝子にしても、血管新生にしても、ほとんどデータがないような状態だったのに、物事が見える人には見えるのだということを実感させてくれます。着想から約半世紀、両方とも、単なる学説にすぎなかったことが次々と証明され、おおよそのことが分子レベルで明らかになったというのは本当にすごいことです。

わたしは研究を始めて30年ちょっとになりますが、その間の生命科学の進展は、文字通り爆発的でした。もしかすると、生命科学のいちばんエキサイティングな時代に研究ができたのではないかと思うことがよくあります。学問というのは、データが蓄積しすぎると面白くなくなってしまう、という側面があります。そういった意味で、わくわくするような時代に研究者として過ごせたのは実に幸せなことでした。

血管新生のメカニズムとその阻害

腫瘍における血管新生についての研究は、ほとんどフォルクマンが予測したとおりに進みました。いや、それ以上だったと言えるかもしれません。悪性腫瘍は、すでに存在する血管から「出芽」による血管新生を促します。ただし、そのようにしてできた血管は、漏れやすいとか、走行がおかしい、とかいった異常があります。それでも、その血管は、腫瘍に酸素と栄養を供給することができます。

それだけではありません。新しくできた血管の内皮が増殖因子を分泌して、腫瘍の成長を助けることがあることも知られています。なんか、あまりによくできた話なんで、また、がんという奴はさかしらでけしからんと腹が立つような気がしてきます。しかし、ここでも、逆に考えて、治療戦略をたてることができます。血管がなければ、がんが大きくなれないのだとしたら、血管を作れなくしてやると、がんを治療できる可能性があるのではないかと。

では、腫瘍への血管新生はどのようにしておこるのでしょう？　そのキーになるのは「インターミッション」で説明した転写因子のひとつである低酸素誘導因子（ＨＩＦ）です。ＨＩＦは、低酸素状態になるとその分解が抑制されて、細胞内での量が増加します。ちなみに、この分解は第１章で紹介したプロテアソームによるものです。ＨＩＦによって転写が促進される遺伝子はいくつもあるのですが、中でも重要なのは、ＶＥＧＦ（血管内皮増殖因子）です。ＶＥＧＦは、名前が示すとおり、血管内皮を増殖させる因子です。なので、低酸素→ＨＩＦ増える→ＶＥＧＦの産生増える→血管増える、というようになるわけです。

なので、この経路をどこかで抑制すると、血管が増えなくなると考えられます。すでにＶＥＧＦの働きを抑制する薬剤が開発されて、すでに認可されています。その薬剤は、ＶＥＧＦそのものに対する抗体とＶＥＧＦの受容体に対する抗体の両方があり、どちらも、ＶＥＧＦと細胞表面にあるＶＥＧＦの受容体の結合を妨げることによって、ＶＥＧＦの機能を阻害するのです。単独では効果がなくて、他の抗がん剤と併用する必要がある、完全に腫瘍をなくすことはできない、などといった問題がありますが、治癒切除が不可能な大腸がんや胃がんの治療に実際に使われています。

浸潤と転移

細胞の接着と遊走

良性腫瘍と悪性腫瘍の違いのところで説明しましたが、悪性腫瘍の恐ろしいところは、周囲へどんどん拡がっていく浸潤と、離れたところで新たな病巣をつくる転移が生じることです。どうして恐ろしいかというと、浸潤や転移があると、外科的な切除が難しくなるからです。では、がん——ここでは狭義のがん——すなわち上皮性のがんについて説明していきます。

上皮細胞は隣の細胞とは手を繋ぎ、下には基底膜があり、というように上下があります。このことを、上皮細胞には極性がある、という言い方をします［図10］。隣同士の上皮細胞の接着にはE‐カドヘリンというタンパクが必要で、E‐カドヘリンが正常だと、細胞同士が手を繋いで秩序だったような状態になっています。ところが、ほとんどの上皮性がんでは、

[図10] 上皮細胞の極性とその破綻

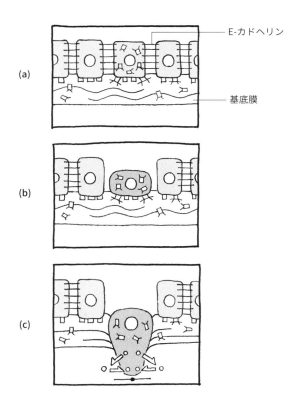

(a)

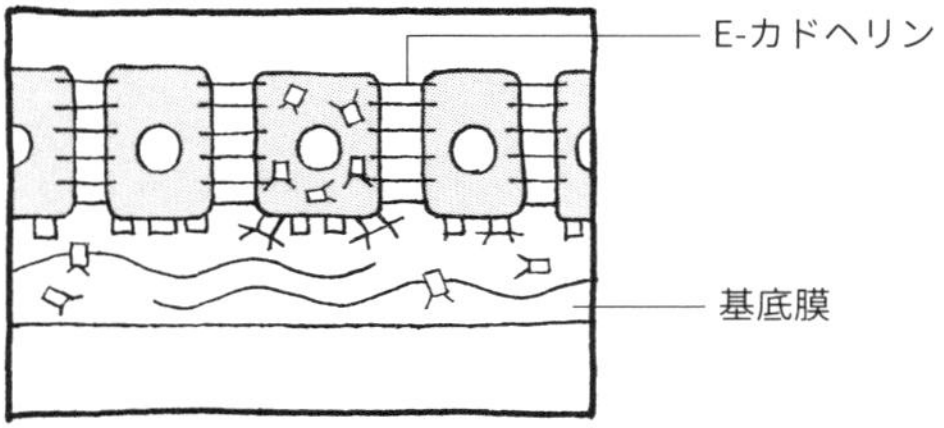

(b)

(c)

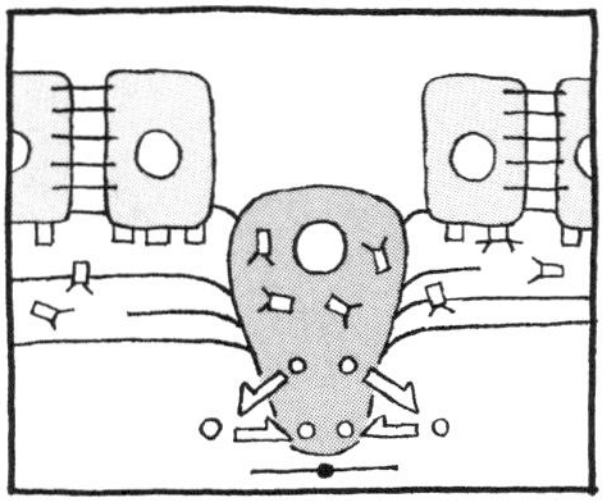

(a) 上皮細胞には、下面は基底膜に接している、隣の細胞とはE-カドヘリンを介して接着する、というような極性があります。
(b) がん細胞はE-カドヘリンによる隣の細胞との接着能を失います。
(c) さらに、がん細胞は極性を失い、基底膜をつきやぶって移動していきます。

E−カドヘリンに何らかの異常があって、その構築が乱れています。また、E−カドヘリンは、細胞の増殖を抑制する働きもあるので、異常が生じると、がん細胞の増殖力がアップします。

また、基底膜の下側には間質系結合組織というのがあって、基底膜とあわせて細胞外マトリクスといいます。がん細胞が浸潤していくには、基底膜を破り、間質系結合組織の中をずんずんと動いていかなければなりません。そのために、細胞外マトリクスを溶かす酵素が分泌されることが知られています。また、細胞の運動を促進するような物質もたくさん知られています。このように、狭義のがん、すなわち、上皮性のがん細胞では、その極性が失われる、そして、隣の細胞と手を繋がずに動き回れるようになる、というのも大きな特徴のひとつなのです。

転移するためには、さらなるステップが必要です。血行性転移とリンパ行性転移があることは説明しましたが、いずれにしても、がん細胞が血管あるいはリンパ管に侵入しなければなりません。そして、血液あるいはリンパの流れに乗っかって他の場所へと運ばれていきます。まだ続きがあります。今度は、血管あるいはリンパ管の内皮に接着して、その外側にある基底膜を破り、そこで増殖してはじめて転移巣を作ることができるわけです。

ひとくちで転移といっても、これだけのプロセスが必要です。やっぱり、がん細胞って憎たらしいほど高い能力を持ってるような気がしてしまいますね。浸潤と転移を完全に防ぐことができれば、がんを外科的に比較的容易に治療することができるはずです。しかし、残念ながら、まだそのような治療法は開発されていません。

ゲノムの不安定性

がんは突然変異の蓄積によって発症します。ということは、突然変異がおきやすい状態になると、がんが発症しやすい、ということです。悪いことに、がん細胞にはゲノムの不安定性が生じやすいという性質もあります。

スペルチェックの重要性

我々が生きている環境には、化学物質や紫外線、放射線など、突然変異を引きおこす原因がたくさんあります。その割には、がんになる頻度はそれほど高くはありません。それは、突然変異が生じた時に、それを直す働きが我々の細胞に備わっているからです。そのＤＮＡ修復機構は何種類もある上に複雑で、それぞれが何種類ものタンパクが必要です。

そのようなＤＮＡ修復機構に必要な遺伝子に突然変異を持っている人がいます。さきに書いたように、悪性腫瘍の発症にはいくつもの突然変異が必要です。となると、そのような人たちには悪性腫瘍が生じやすいのではないか、と、考えられます。そして、実際にそうなのです。アンジェリーナ・ジョリーの話のところで書いたBRCA1やBRCA2も、相同組み換えというDNA修復機構に関与していることがわかっていて、その異常ががんの原因になるわけです。他にも、BRCAの異常ほど頻度は高くありませんが、いくつか、先天的にDNA損傷修復に異常のある病気が知られています。

細胞が分裂する前には、DNAポリメラーゼという酵素がDNAの複製をおこないます。二本鎖のDNAがほどけて、一本鎖になり、その一本鎖のA、C、G、Tの四つの塩基に対して、AにはT、CにはG、GにはC、TにはAというように「相補的」に塩基をあてがって合成していきます。その結果、二本あるDNAの一本鎖から、それぞれ、もとどおりの二本鎖が作られるのです。

この反応は非常に性能がよくて、1千万個に1個の割合でしか間違いをおこしません。それくらいだと問題ないと思われるかもしれませんが、1個の細胞には60億個もの塩基対があることを思い出してください。かけ算すると、1回の分裂で、細胞1個あたり60個の突然変異が生じることになります。はっきりとはわかっていませんが、1日あたり何千億回も細胞分裂がおこなわれているのではないかと考えられていますので、DNA複製による突然変異の数は膨大になります。

それを防ぐために、スペルチェッカー、すなわち、そのような間違いを正す機能が細胞に備わっています。いってみれば校正役です。そのような働きを持つ酵素のひとつは、塩基のミスマッチを訂正してくれることから、ミスマッチ修復酵素と名付けられています。その酵素の遺伝子に異常があると、スペルチェックがうまくいかずに、遺伝性非ポリポーシス大腸がんという病気になります。この病気は、主に大腸や盲腸、そして、他の臓器にもがんがたくさん発生する病気です。

紫外線はDNAに傷をつけることが知られています。隣り合ったCとC、TとC、あるいはTとTが化学的に結合してしまうことによってできる傷です。このような傷があるとDNAの複製やDNAからの転写に異常が生じてしまいます。細胞には、このような紫外線によって生じる損傷部位を取り除くメカニズムも備わっています。

やはり頻度は高くありませんが、そのような修復機構に異常のある色素性乾皮症という病気があります。この病気の患者さんは、日光を浴びると皮膚が火傷のようになってしまいます。また、紫外線によるDNA損傷の修復がうまくいかないために、健常人の約2000倍も皮膚がんになりやすいのです。

さて、がんとはどんな病気なのか、どんな突然変異があればできてくるのか、など、おおまかにイメージしてもらえましたでしょうか。がんについての基礎知識はこれくらいにして、次の章では、応用編、というほどではありませんが、いくつかの身近な悪性腫瘍をとりあげながら、最新の知識もまじえつつ、いろいろなエピソードを紹介していきたいと思います。

第4章

「病の皇帝」がん　各論編

さまざまな進化

化学物質による発がん

がんの原因になる物質、発がん物質が存在することはよく知られています。その研究の歴史は、18世紀にまで遡ることができます。また、動物を用いた発がん実験も、かつては盛んにおこなわれました。その歴史から発がん物質の研究についてお話ししてみましょう。

煙突掃除人の陰嚢がん

英国で18世紀後半に始まった産業革命は、石炭を動力源として使うものだったので、都市には煙突が林立するようになりました。ロンドンの煙突というと、♪チムチムニィ　チムチムニィ　チムチムチェリー　わたしは煙突掃除屋さん、と、『チム・チム・チェリー』を唄う名作メアリー・ポピンズの煙突掃除人を思い浮かべる人がいるかもしれません。

20世紀の初めが時代背景であるメアリー・ポピンズでは、煙突掃除人が楽しそうに描かれていました。しかし、産業革命当時の煙突掃除というのは悲惨な状況でした。煙突にそって折れ曲がるブラシが発明されるまで、煙突掃除は貧しい子ども達の仕事でした。どうして子どもだったのか理由がわかるでしょうか？ 煙突の中を這い上りながら掃除する必要があったために体が小さくないとできなかったのです。聞いただけで体に悪そうです。

子どものころから煙突掃除をさせられていた二十歳前後の若者に陰嚢がんの発症が多いことが、１７７５年に報告されています。その発見者である外科医パーシヴァル・ポットは、煙突のなかにある煤が原因ではないかと推測します。この発見に基づいて、毎日入浴する規則を作った煙突掃除ギルドでは、陰嚢がんが激減します。

職業がんの発見とその予防

この例は、発がん物質というものがあるということだけでなく、それを取り除くとがんを防ぎうるということも示しています。時代に先がけた画期的な発見です。また、ある種の職業や、職業的に接する化学物質によって発がんのリスクが高くなることが知られていますが、煙突掃除人の陰嚢がんは世界で最初に見つかった職業がんの例でもあります。

陰嚢を見たらわかりますが、って、わざわざ今見なくてもいいですけど、皺がたくさんありますから、煤がそこに入り込んでしまいます。時代が時代だし、貧しい子ども達ですから、毎日洗うわけではありませんから、ずっと煤がついたままになってしまいます。それが発がんの原因になっていたのです。

煙突掃除人と陰嚢がんの話と、がんは刺激によって生じるというウィルヒョウのがん刺激説にのっとって、先に述べた山極勝三郎は、ウサギを用いた発がん実験を開始したのです。コールタールを使ったのは、煤が陰嚢がんの原因であるということからです。山極がノーベル賞の候補にあがった時、それに反対する意見として、すでに煤による発がんがポットによって報告されているではないか、というのがあげられています。ちょっと強引な議論なのですが、それもあって受賞にいたらなかったのです。こういうつながりを知ると、医学研究の歴史って本当に面白いですよね。

発がん実験と発がん物質

かつては発がん実験がものすごくたくさんおこなわれました。昔は、発がん実験が、がん研究の主流だったといってもいいかもしれません。その結果として、何百もの化学物質が、動物にがんを引きおこすことが報告されています。

イニシエーターとプロモーター

膨大な発がん実験がおこなわれたのですが、残念ながら、そこからがんの本態が究明されることはありませんでした。そのためには、前章で述べたように、分子生物学の力を借りることが必要だったのです。それでも、明らかになった重要なことがあります。それは、発がんには、イニシエーターとプロモーターが必要だということです。ここで言うプロモーターは、インターミッションの遺伝子発現のところで説明したプロモーターとは違って、発がんのプロモーターという意味です。

ずっと説明してきたように、発がんには突然変異が必要です。なので、発がん物質は突然変異を引きおこす能力、変異原性、を持っていなければなりません。しかし、そのような物質だけでは、実験動物にがんを生じさせるには不十分です。さらに、がんの成立を促進する物質が必要なことがわかったのです。それが、ここでいうプロモーターです。

それに対して、発がんのきっかけとなる物質がイニシエーターです。すなわち、発がん実験から明らかになった重要なことは、まずイニシエーターによって何らかの突然変異が引きおこされ、それがプロモーターによって促進される、ということだったのです。では、プロモーターはどのようにして、がんの成育を助けるのでしょう。

それは細胞増殖です。発がんプロモーターにはたくさんの種類があるのですが、共通しているのは細胞の増殖を刺激する作用です。イニシエーターによってDNAに傷がついて、おそらく他よりも少しばかり増殖しやすくなった細胞が、プロモーターの作用によってどんどん増殖します。何度も書くようですが、細胞が増殖する時にはDNAの複製が伴い、どうしても一定の頻度で突然変異が生じます。その過程において、前章に書いたような悪性化に必要な遺伝子に変異が生じると、さらに増殖速度が増したり、浸潤能や転移能を獲得したりして、最終的に「立派な」悪性腫瘍へと進展していくのです。

発がん物質

発がん物質には、直接的に効果をおよぼす物質と、間接的に効果をおよぼす物質がありま す。間接的というのは、体内で代謝を受けて発がん性のある物質に変身するような物質です。わざわざそんなことしてくれなくてもいいのにという気がしますが、本来なら毒物を代謝して無毒化する酵素が、発がん性のない物質を発がん性のある物質に変えてしまうので、いたしかたないのです。

直接的に効果をおよぼす物質の代表は、抗がん剤です。抗がん剤ががんを作ってしまうなんて、おかしなことと思われるかもしれませんが、これもいたしかたない面があります。ある種の抗がん剤は、ＤＮＡに結合して、がん細胞を殺します。そのＤＮＡに対する作用が、がん細胞にだけ効けばいいのですが、どうしても正常な細胞にも効果をおよぼしてしまうのです。

抗がん剤や放射線による治療が原因であるがんを二次性がんといいます。一般的に、このようにしてできる二次性がんは、複雑な染色体異常の頻度が高く、治療が難しいとされています。また、若年における治療ほど二次性がんを引きおこしやすいことも知られています。なので、最初に悪性腫瘍を治療しきれなかったらどうしようもないのですが、できるだけ少量の抗がん剤や放射線で治癒させることが望ましいのです。

発がん物質というと、人工的な物質というイメージを持たれるかもしれませんが、決してそうではありません。自然界に存在する有名な発がん物質として、アフラトキシンがあります。これは、おもにピスタチオやピーナッツといったナッツ類にはえるカビが産生する毒です。アフラトキシンは代謝されて、がん抑制遺伝子のｐ53に突然変異を誘導し、肝臓ガンを生じさせやすくします。なのでカビのはえた豆類は食べないようにしましょう。

放射線による発がん

化学物質だけでなく、放射線が悪性腫瘍を誘発することもよく知られています。広島、長崎の原爆投下や、チェルノブイリ、福島における原発事故など、いたましい歴史的事実を紹介しながら、その病理学的な意味を考えていきましょう。

ラジウム・ガールズと宇宙からの放射線

放射線は被曝する量によってさまざまな障害をもたらします。そのうちのひとつが発がんです。放射線は突然変異を誘発しますが、前章に書いたように、細胞には変異を修復する機構が備わっています。また、修復しきれないほどの変異が生じた時は、がん抑制遺伝子のp53などが働いて、細胞にアポトーシスをもたらすことも、説明したとおりです。

しかし、一定の割合で、突然変異が生じたまま生き残る細胞ができてきます。ですから、放射線が発がんに寄与するのは当然で、そのことは数多くの動物実験で示されています。また、残念なことに、ヒトにおいてもいくつかの悲しい事例があります。

ひとつは「ラジウム・ガールズ」です。放射性物質であるラジウムは、崩壊するときに光を発します。その性質を利用して、1910年から20年代には、時計の文字盤の夜光塗料としてラジウムが使われていました。その塗料を塗りつける作業に従事していた女子作業員に、骨肉腫や白血病が多発したのです。これは、口で舐めて筆先をとがらせて塗っていたために、ラジウムが体内に取り込まれたからと考えられます。

このように、放射性物質を体内に取り込むことによって生じる被曝を内部被曝といいます。自然界には低いとはいえ一定の割合で放射性物質が存在しますから、普通に生活をしていても、少ないとはいえ内部被曝は生じます。また、内部被曝に対して、宇宙線や大地からの放射線、あるいは、レントゲン撮影などによるものを外部被曝といいます。

宇宙からの放射線は地球の大気と磁場に遮られているのですが、パイロットや客室乗務員、そして、宇宙飛行士などの場合は、被曝量が増加します。「宇宙ステーション・きぼう」では、一日で、地上の半年分にあたる放射線をあびることになり、半年程度の宇宙滞在で3％ほど発がん率が高まるとされています。宇宙飛行が原因でがんになったという例は報告されていないそうですが、3％程度の増加率だと、一般の人での発がん率の高さと宇宙飛行士の数が多くないのとで、統計の誤差にかくれてしまって、わからない可能性が高いでしょう。

広島と長崎

人体における放射線の影響で最大のものは、1945年の広島・長崎における原爆投下です。放射線発がんは、ある量を被曝したら必ず発症するというものではなく、突然変異を介した確率的な問題です。なので、調査対象の数が多いほど正確になります。原爆では、莫大な人数の市民が一瞬にして被爆をうけたのですから、その疫学調査の結果は、かなり正確です。なので、広島大学原爆放射線医科学研究所の稲葉俊哉教授がおっしゃるように、原爆投下におけるデータは、放射線被曝の「人類史上最も悲しく正確な疫学データ」ということができてしまうのです。

被爆によって悪性腫瘍の発症率が上がったのですが、そのタイミングは、白血病と、胃がんや肺がんといった固形がんとで違いがありました。白血病は被爆後2~3年で増え始め、数年後にはピークを迎え、その後減少に向かいます。それに対して、固形ガンは20年近くたってから増加しはじめ、70年たった今でも影響が認められるままです。

この違いは、おそらく、白血病が2~3個という比較的少数の突然変異によって発症するのに対して、固形がんは5~6個の変異が必要であることに起因すると考えられています。被爆後70年たっても影響があるというのは、被爆時にうけた突然変異をもった細胞が延々と生き残り、その間に、他の突然変異が生じて、最終的にがんになった、ということによって説明できます。長い寿命を持つ幹細胞における突然変異がいつまでも持続し、そこにさらに突然変異が蓄積して、と考えるとよく理解できるでしょう。

チェルノブイリと福島

次の大規模な被曝は1986年に起きた旧ソビエト連邦におけるチェルノブイリ原子力発電所事故です。その長期的な健康被害については、正確なデータがないために、あまり確定的なことが言えず、諸説乱れ飛んでいるような状況です。そのような状況であっても、甲状腺がんをはじめとする甲状腺疾患が増加したことは間違いありません。子どもの方が放射線感受性が高いため、特に子どもの甲状腺がんの増加が問題になりました。これは、子どもらが放射性ヨウ素を含むミルクを飲んだためだとされています。

ヨウ素は甲状腺ホルモンがつくられる際の重要な材料です。原発事故ではヨウ素の放射性同位元素が放出されますが、それを体内に取り込むと甲状腺に集積するのです。それによる内部被曝のために、甲状腺の疾患がひきおこされます。原発事故の時にヨウ素剤を飲むというのは、大量の非放射性のヨウ素を飲むことによって放射性のヨウ素が甲状腺に取り込まれる率を減らすことができるからです。

もうひとつの大規模な事故が、２０１１年の東日本大震災における福島第一原子力発電所の事故です。チェルノブイリでの教訓から、子どもの甲状腺がんに対する調査が入念におこなわれています。チェルノブイリに比較して被曝量が少ないのでだいじょうぶではないかとも考えられていますが、調べ続ける必要があることはまちがいありません。

紫外線と発がん

じつは、比較的少量の放射線を被曝した時に、発がんに影響があるかどうか、については、いまだに結論がでていません。ときどき新聞などで見かけるように、生体が被曝した時の生物学的な影響は「シーベルト」という単位であらわされます。その説明はちょっとややこしいので省きますが、その単位でいくと１００ミリシーベルト以下の場合、発がんに影響があるかどうかがよくわかっていないのです。あったとしても、非常に低率であることは確実であり、それを統計的な有意差をもって確認するには膨大な研究が必要になります。なので、いつまでたっても確定的な研究がおこなわれない可能性が高いでしょう。

紫外線も放射線の一種で、色素性乾皮症のところで書いたように、ＤＮＡに傷をつけることによって、発がんの要因になります。紫外線（＝ＵＶ）は、波長の長い方からＵＶ－ＡとＵＶ－Ｂに分けられます。ＵＶ－Ａはエネルギーが弱いのですが、日焼けで肌を黒くします。

一方のUV－Bは皮膚を赤くするような日焼けと、DNAの損傷をひきおこします。日焼けサロンではUV－Aだけを照射するので大丈夫とされていましたが、WHOによるとUV－Aも発がんに寄与するとされていますので、浴びすぎには注意が必要です。誰か、松崎しげるさんに注意してあげたほうがいいかもしれません。ちなみに、日焼け止めクリームに書いてあるSPF表示は、UV－Bをどれくらい遮蔽するかを示しています。

子宮頸がんとウイルス

細菌であっても高等生物であっても遺伝情報はDNAに蓄えられています。しかし、ウイルスにはゲノムがDNAのものとRNAのものがあります。それぞれに腫瘍を引きおこすものがあって、DNA腫瘍ウイルス、RNA腫瘍ウイルスと呼ばれます。腫瘍の原因となるDNAウイルスとして、アフリカでバーキットリンパ腫という悪性リンパ腫、中国南部で鼻咽頭がんをひきおこすEBウイルス、ポリオーマウイルス、サイトメガロウイルスなどが知られています。しかし、なんといっても圧倒的に多いのはヒトパピローマウイルスによる腫瘍です。

ヒトパピローマウイルスによる病気

ウイルスによって引きおこされるがんの中で、いちばん有名なのはヒトパピローマウイルス（ＨＰＶ）による子宮頸がんでしょう。子宮頸がんのほとんどはパピローマウイルスが関与するとされています。

ヒトパピローマウイルスには百種類以上あって、病気を引きおこすかどうか、どんな症状を引きおこすか、などの違いがあります。疣贅という難しい字は「ゆうぜい」と読んで、俗にいうイボのことです。イボはヒトパピローマウイルスの１型や２型が原因になります。尖圭コンジローマは、外陰部にできるとんがったイボで、６型や11型の感染によります。子宮頸がんの原因になるのは16型や18型のヒトパピローマウイルスで、この型のウイルスは、他にも肛門や性器のがん、咽頭・喉頭部（口やのど）のがんを引きおこします。

ヒトパピローマウイルスはＤＮＡに遺伝情報を持っているので、ＤＮＡウイルスの一種です。二重らせんの発見者のひとりであるワトソンは、ずいぶん昔に、がんの原因となるヒトパピローマウイルスをはじめとするＤＮＡ腫瘍ウイルスの研究は発がん機構の解明に大きく寄与するはずだと予言しました。これは卓見でした。

ヒトパピローマウイルスとがん抑制遺伝子

ヒトパピローマウイルスには、Ｅ６とＥ７というがんをひきおこすために重要な働きをする遺伝子があります。Ｅ７がコードするタンパクは、がん抑制遺伝子のところで述べたＲＢ

タンパクに結合して、その機能を阻害します。ウイルスの型によって、E7とRBの結合する能力が違うのですが、高リスク型のウイルスの方が低リスク型のウイルスよりもRBに結合する能力が高く、より強く阻害することが知られています。いってみれば、より強く発がんに寄与するわけです。また、細胞周期の阻害因子であるCDKIの機能も抑制します。

一方のE6タンパクは、p53と結合してその分解を促進するのですが、その結合能も高リスク型の方が低リスク型より高いのです。また、E6タンパクはアポトーシスを誘導するタンパクであるBAXと結合することによって細胞死を抑制します。さらには、テロメラーゼの機能を促進することも知られています。

このように、E6もE7もいろいろなメカニズムで発がんを促進するように機能するタンパクなのです。このことを知ると、高リスク型のヒトパピローマウイルスは、まるで、がんを造るための生物兵器みたいな気がしてしまいます。どうしてこのような進化を遂げてきたのか、不思議です。ただ、こういった高発がん性のヒトパピローマウイルスであっても、感染したら必ず悪性腫瘍が発生するという訳ではありません。感染した上に、さらに何らかの突然変異が生じた結果、がんになるのです。

子宮頸がんワクチン

子宮頸がんワクチンという名前を聞くと、がんに対するワクチンのように聞こえますが、そうではありません。子宮頸がんの原因となるヒトパピローマウイルスの感染を予防するためのワクチンです。なので、正確には、子宮頸がんワクチンではなくて、ヒトパピローマウイルスワクチンと呼ぶべきものです。このワクチンの接種により、子宮頸がんの7割程度は予防できるのではないかと考えられています。

あくまでも一般論としてですが、ワクチンはその作用機序から、どうしても一定の割合で副反応が生じてしまいます。副反応の比率と、ワクチンを接種することによって享受するメリットを勘案して、統計的には接種した方がいいと判断されています。また、一定以上の割合の人がワクチンを接種すると、ワクチンを接種していない人への感染率も低下して、感染の蔓延を防ぐ効果も出てくるので、社会防衛的にも大きな意義があります。

しかし、だからといって、強制的に接種というのはむずかしいところがあります。病気に罹っていないのに、予防的にワクチンを接種してひどい副反応があったらイヤだから接種しない、と考える人がいるのも理解できます。このあたりは、接種するワクチンの副反応のリスクと、接種によるメリットをよく考えて、最終的に個人で判断するしかありません。ここでも確率的な考え方が重要です。

日本では子宮頸がんワクチンの副反応が問題になり、訴訟がおこされていますが、年頃のお嬢さんのおられる家庭では、ぜひ一度ゆっくりと話しあってみてください。

日本の誇り、成人T細胞白血病（ATL）の研究

がん研究の歴史のところですこし触れましたが、レトロウイルスには、がんを引きおこすものがあります。ニワトリやネコでは悪性腫瘍を発症させるレトロウイルスがいくつも知られているのに対して、幸いなことにヒトではほとんどありません。その数少ないうちのひとつが、成人T細胞白血病の原因であるＨＴＬＶ－１（ヒトT細胞白血病ウイルス1型）です。

成人T細胞白血病の発見

成人T細胞白血病は、当時京都大学におられた高月清先生らによって発見、命名されたものです。１９７３年、高月先生は、リンパ球の一種であるT細胞に由来する、細胞核の形が入り組んだように見える白血病細胞を持つ患者さんに出会われました。その患者さんは鹿児島出身の50歳代の女性でした。高月先生らは、77年に同じような症例16例をまとめて、成人

T細胞白血病として米国の血液学の専門誌に報告されるのですが、16例中13例が九州、うち8例が鹿児島出身の方でした。

当然、九州では、このような白血病患者さんが京都よりもはるかにたくさんおられたはずです。しかし、高月先生のご報告までは、ひとつの疾患として記載されることはなかったのです。地元ではあまりにありふれていて見えにくかったものが、遠く離れた場所で、鹿児島出身ということがヒントになって、新しい病気として発見されたのです。高月先生の臨床家としてのセンスの素晴らしさがあってこその発見であることは言うまでもありませんが、ありふれすぎるために見えないというのは、他のことでもおこりそうな話です。

原因ウイルスの発見

発症に地域性があることから、何らかのウイルス感染である可能性が疑われました。しかし、確証はありません。ウイルス学者である日沼頼夫先生は、成人T細胞白血病患者の血清が、岡山大学内科の三好勇先生が樹立された成人T細胞白血病の細胞株に反応することを発見されました。これは、患者さんが白血病細胞を、自分の細胞なのに何らかの異物として認識する抗体を持っているということを示しています。おそらくウイルスに対する抗体であろうと考えるのは当然のことです。

三好先生は、新たな成人T細胞白血病の細胞株樹立しようと、女性から採取した成人T細胞白血病の細胞と正常男児の臍帯血をいっしょに培養されました。その結果、白血病細胞MT－Ⅱが樹立されたのですが、その細胞は女性の患者さんの細胞ではなくて男児の細胞由来でした。ということは、白血病細胞が何らかの働きを介して、正常な細胞を白血病化させていたということです。さらに、その細胞株がウイルス粒子を産生していることもわかりました。すなわち、成人T細胞白血病細胞が、ウイルスを介して正常なT細胞を白血病化させていたのです。

ウイルスの存在が証明されたのですから、次の問題は、どのようなウイルスかということになります。レトロウイルスは、ゲノムがRNAですが、細胞に感染すると、RNAを鋳型にしてDNAを作ります。インターミッションのセントラル・ドグマのところで書いたように、通常はDNAを鋳型にしてRNAへと転写されますが、レトロウイルスは、それとは逆向きに、RNAを鋳型にしてDNAへと転写します。なので、RNAからDNAへという通常の転写とは逆方向へと転写する酵素、逆転写酵素を持っているのがその特徴です。

癌研究所の分子生物学者・吉田光昭先生は、MT－Ⅱ細胞を持ち帰ってわずか数日で、逆転写酵素活性があることを見つけられました。また、ウイルスの遺伝子が成人T細胞白血病のDNAに取り込まれていることもわかりました。こうして、成人T細胞白血病はレトロウイルスによって発症する白血病であることが明らかになったのです。まるで絵に描いたような研究の展開です。

ウイルス感染の予防

ラウスが見つけたウイルスは、ニワトリに短期間でしかもほぼ必発で肉腫を発症させます。それとは違って、HTLV－1に感染した人すべてが白血病を発症するわけではありません。というのは、HTLV－1は、それほど強力ながん遺伝子を持っていないのです。それでもウイルスが感染した細胞では、いろいろな遺伝子が活性化されて細胞分裂が盛んになります。そして、DNAに突然変異が生じて白血病になるのです。いまでは、白血病になるための遺伝子変異が詳しく調べられて、非常に多種類のがん遺伝子が白血病化に関与しうることがわかっています。

このような発症過程なので、感染者がすべて発症するわけではなく、キャリアとして持続する人が大多数なのです。しかも、発症する場合であっても、30～50年という長い潜伏期間が必要です。キャリアの方が発症するリスクは、男性で15人に一人、女性で50人に一人とされていて、男女あわせるとおよそ5％です。

人から人へのウイルス感染はHTLV－1に感染したT細胞を介して生じるのですが、母から子への母乳を介した感染、性交による男性から女性への感染、そして、輸血、と三つの経路があることがわかりました。輸血については、1986年から献血における検査態勢がとられているので、献血による感染はなくなっています。

母子感染は母乳をやめて人工栄養にしたら防げるはずです。80年代後半にこれらのことがわかったので、いずれこの病気はなくなっていくという楽観的な見通しがたてられました。ところが、献血者のウイルス検査から推定できるキャリアの数は、およそ20年の間、110万人程度とほとんど変化がありませんでした。しかし、最近になりようやく功を奏し始め、2015年には最大で82万人と減少に転じてきたことが報告されています。これからどうなっていくかは、性交による感染を減らせるかどうかにかかっているでしょう。

成人T細胞白血病の治療戦略

ドナーが見つかれば、造血幹細胞移植による治療をおこなうのが望ましいのですが、高齢の患者さんも多いので、必ずしもできる訳ではありません。テレビにもよく出演されている浅野史郎元宮城県知事は、母子感染と考えられる感染から成人T細胞白血病を発症されましたが、化学療法をおこなった後、造血幹細胞移植をうけておられます。

抗がん剤による治療は難しかったのですが、白血病細胞の表面に発現しているCCR4という分子に対する抗体を使った治療が開発され、およそ半数の患者さんに効果が認められることがわかってきました。ＣＣＲ４に対する抗体薬は、名古屋市立大学の教授だった上田龍三先生が協和発酵キリンと共同で開発されたものです。

上田先生らは、この抗体が白血病細胞の表面のＣＣＲ４タンパクに結合すると「抗体依存性細胞殺効果」という長い名前の効果によって、細胞を殺してくれることを発見されました。一方、協和発酵キリンは、この効果を劇的に強める技術を持っていました。これらふたつをあわせて、この治療法が開発できたのです。さらに、免疫反応の司令塔である制御性Ｔ細胞の発見者でノーベル賞の呼び声が高い坂口志文大阪大学教授らのグループは、この抗体とがんワクチンを組み合わせることによるさらに強力な治療法の臨床治験を開始しておられます。

成人Ｔ細胞白血病は、病気の発見から、ウイルスの同定、疫学的な調査から、ゲノムの解析、そして治療法の開発まで、そのほとんどを我が国の研究者がリレーのようにひきついできた疾患です。ＨＴＬＶ－１の感染者は、どうしてかよくわかりませんが、日本、特に九州・沖縄の他、カリブ海沿岸や中央アフリカ、南米にしかありません。だから、日本で研究が進んだという面は確かにあります。それを差し引いても、この病気の研究史は日本の医学界が世界に誇りうる大きなもののひとつです。いや、もしかしたら最大のものと言っていいかもしれません。

肝炎ウイルスと肝臓がん

肝臓のがんには、肝臓の細胞から生じる肝細胞がんと、肝内の胆管から生じる胆管がんがあります。肝細胞がんが圧倒的に多く、ここでは、肝細胞がんを肝臓がんとして説明していきます。肝臓がんは、日本を含む東アジアとサハラ以南のアフリカに多いことが知られていて、B型肝炎ウイルス、C型肝炎ウイルスの流行地とほぼ一致します。このことは、これらのウイルスが肝臓がんの発症に大きく関わっていることを示しています。

慢性肝炎から肝臓がんへ

やや減少傾向にあるというものの、わが国における肝臓がんによる死亡者は、年間およそ3万人と、悪性腫瘍の中でも多い方です。そして、その多くはB型肝炎ウイルスあるいはC型肝炎ウイルスの感染による慢性肝炎、肝硬変を背景に持つものです。B型肝炎ウイルスによるものは約15％とずっと横ばいですが、C型肝炎によるものは、以前7割程度だったものが6割程度へと次第に減ってきています。

B型肝炎ウイルスはDNAウイルス、C型肝炎ウイルスはRNAウイルス、と、まったく違ったタイプのウイルスです。しかし、両方とも肝臓の細胞に感染して、細胞を殺し、炎症を引きおこします。その状態が6ヵ月以上の長期にわたって続くのが慢性肝炎です。もちろん、肝臓の機能が悪くなります。GOTやGPTといった名前を聞かれたことがあると思いますが、これらはどちらも肝臓の細胞にたくさんある酵素の名前です。GOTやGPTの数値があがる、というのは、炎症などによって肝臓の細胞が壊されて、これらの酵素が血液中に漏れ出ていることを示すものです。

肝臓は比較的再生能の強い臓器なのですが、炎症が何年にもわたると、それにも限界がでてきます。また、慢性炎症の状態は臓器に線維化を引きおこします。線維化というのは、線維芽細胞が増殖し、もともとあった細胞がなくなって、コラーゲンなどの線維成分が沈着するようになった状態です。他の臓器では、たとえば肺線維症とかいうように、〇〇線維症という言葉が使われるのですが、肝臓の場合は、一般的には肝線維症とはいわずに、肝硬変と呼ばれます。

いずれのウイルスにも、発がんに直接関係する遺伝子があるわけではありません。長期間にわたって細胞の再生と炎症が継続されることにより、遺伝子に突然変異の生じることが、

B型、C型の肝炎ウイルスによる発がんの主たる要因とされています。ですから、抗ウイルス薬でウイルス感染をなくしてやれば、かなりの肝発がんも抑えることができるはずなのです。

B型肝炎ウイルスとC型肝炎ウイルス

B型肝炎ウイルスは世界中でおよそ3億5千万人が感染しており、日本での持続感染者は百数十万人とされています。残念ながら、いまだにいいお薬がありませんが、若年者ほど感染率が低いこと、また、ワクチンが定期接種の対象になったことから、今後減少していくものと考えられます。

B型肝炎ウイルスは、米国のサミュエル・ブランバーグらが1964年に発見しました。後に診断法とワクチンも開発したブランバーグは「感染症の原因と感染拡大についての新しいメカニズムの発見」でノーベル賞を受賞しています。

その時、同時に受賞したのはパプアニューギニアの風土病であった「クールー」の研究をおこなったダニエル・ガジュセックです。後に異常プリオンタンパクによって発症することが明らかになるクールーですが、ガジュセックは、人肉食で伝播する感染症であることなどを見出しました。ガジュセックは、南太平洋から56人の子ども達を教育を受けさせるために米国に連れ帰りました。そのほとんどが男の子だったのですが、その子たちに性的虐待を加えていたかどで実刑判決をうけ、刑務所暮らしを余儀なくされました。ノーベル賞受賞者の中でも最大のスキャンダルといっていいでしょう。研究ができても、必ずしも立派な人ばかりではないのです。なんとなく、ほっとします。って、こんなことを思うのは、ちょっと性格悪いでしょうか。

一方のC型肝炎ウイルスを発見したのは、ベンチャー企業のカイロン社でした。正しくは、ウイルスそのものではなくて、ウイルスの遺伝子を取り出すことに成功したというべきです。1988年におこなわれたこの発表は大きな驚きをもって迎えられました。C型肝炎ウイルス遺伝子のクローニングという大発見であったこともありますが、その発表が、論文ではなく、特許を取得したというプレスリリースであったことが大きな理由です。

通常、科学的な発見は、科学雑誌で最初に発表されます。しかし、この場合は違っていて、論文発表は翌年になりました。また、プレス発表では、C型肝炎ウイルスの検査キットの開発が間近であることも報告されました。なので、カイロン社の発表は、科学よりビジネスを優先するやり方だと判断されたのです。C型肝炎ウイルスの検査薬は巨額の富を産み出すことは間違いありませんでしたので、このような順序を選んだのでしょうが、アカデミア側から批判的な意見がでたのは当然のことです。

C型肝炎ウイルスの画期的治療薬

B型肝炎ウイルスから20年以上遅れて発見されたC型肝炎ウイルスですが、完治にいたる治療法がすでに開発されています。かつては抗ウイルス作用をもつ生体製剤であるインターフェロンによる治療がおこなわれていましたが、治癒率があまり高くない上に副作用が強いという問題がありました。しかし、いまでは、画期的な経口薬による治療がおこなわれ、治癒率が95%を越えています。

何種類ものお薬があるのですが、ギリアド・サイエンシズ社のハーボニーというお薬は、ソホスブビルとレジパスビルの二剤が配合されたものです。RNAはACGUという四種類の核酸からできていることを思い出してください。ソホスブビルは、RNAを構成する核酸のひとつであるU＝ウリジンによく似た構造をもった核酸アナログです。C型肝炎ウイルスの複製には酵素によるRNAの複製が必要なのですが、このお薬は、そのための酵素に取り込まれてその酵素の機能を阻害します。一方のレジパスビルは違うメカニズムで、やはりRNAの複製を阻害する薬剤です。

エイズの原因ウイルスであるHIV（ヒト免疫不全ウイルス）もRNAをゲノムに持つウイルスです。ギリアド社は、もともと抗HIV薬の開発をおこなっていたバイオテクノロジーの会社でしたから、その技術力がハーボニーの創薬につながりました。ハーボニーは、一日一錠を12週間服用するだけ、というすぐれものです。しかし、後に引き下げられましたが、認可当時は一錠8万円強もしたので、一人を治療するのに600〜700万円かかっていました。

現在は約5万5千円になっていますが、それでも総計400万円強になります。自己負担額は月に1〜2万円なので、その大部分は税金や健康保険からまかなわれます。肝炎の症状のないキャリアを含めると、日本には150万人から200万人のC型肝炎ウイルス感染者がいると推定されています。そのうち50万人に治療するとしても、それだけで2兆円かかる計算になります。ものすごい金額ですが、一定の頻度で慢性肝炎から肝硬変、肝臓がんへと進行することに対する医療費や、患者さんの生活の質を考えると、医療経済的にはひきあうと考えられています。

ちょうどこの原稿を書いている時に、ハーボニーの偽造薬が出回るという事件がありました。患者さんが贋薬だと気づかれたので事なきをえましたが、本物のボトルに偽造品がはいっていたという、悪質な手口です。恐ろしいことに、世界中では、数兆円もの偽造薬が出回っているとされています。金銭だけの問題ではなく、危険な物質がはいっていることもあって、WHOによると、アフリカでは抗マラリヤ薬の偽薬だけで年間に10万人以上が亡くなっていると報告されています。薬剤の高額化に伴い、偽造薬が巨大ビジネスになってきているのは、本当に由々しき問題です。

ヘリコバクター・ピロリと胃がん

ウイルスは細胞の中に入り込んで、細胞の性質を変えてしまいますから、発がんに関与しても不思議ではありません。それに、レトロウイルスについては、ペイトン・ラウス以来の長い研究の歴史がありました。しかし、細菌感染が胃がんを引きおこすというようなことは、誰も考えていませんでした。ですから、ヘリコバクター・ピロリが胃がんの原因になるという研究成果は大きな驚きをもって迎えられました。ですから、ヘリコバクター・ピロリの発見とその病原性の研究で、オーストラリアのバリー・マーシャルとロビン・ウォーレンがノーベル生理学・医学賞を受賞したのは当然のことと言えるでしょう。

ヘリコバクター・ピロリの発見

昔から、胃にらせん状の細菌が存在するという報告はありました。しかし、胃の中は、空腹時にはpHが1~2と、かなりの酸性になりますから、殺菌作用があって細菌など住めないはずだという考えも根強くありました。しかし、マーシャルは、後にヘリコバクター・ピロリと名付けることになる細菌を、胃の幽門部――十二指腸につながる部分――から培養することに成功しました。

ちなみに、ヘリコバクターのヘリコはヘリコプターのヘリコと同じで螺旋を意味します。また、ピロリというのは胃の出口に近い十二指腸につながる部分、幽門部のことです。ヘリコバクター・ピロリという名前は長いので、略してピロリ菌と書かれることも多いですけれど、語源からいうとちょっとへんちくりんな感じがします。けれど、フルネームで書くとやっぱり長くてうっとうしいので、ここからはピロリ菌と略していきます。

この培養の成功には面白いエピソードがあります。マーシャルの実験助手がイースターの休暇で長い間培養をほったらかしにしておいたら、細菌のコロニーがはえていたのです。ピロリ菌は増殖が遅いので、通常の培養であきらめていたら、発見できていなかったかもしれません。フレミングによるペニシリンも、細菌を撒いたシャーレに、本来なら入ってはいけない青カビが飛び込んだことがきっかけになって発見されたものです。人間、何が幸いするかわかりません。もちろん、パスツールが言うように「幸運は用意された心のみに宿る」ものではありますけれど。

昔から慢性胃炎や胃潰瘍はストレスが原因とされていました。が、マーシャルたちは、ピロリ菌が原因ではないかとの仮説をたてました。そして、マーシャルは培養したピロリ菌を自分で飲むという実験をおこないます。急性胃炎はおきたのですが、慢性胃炎にはなりませんでした。後に、ニュージーランドの研究者アーサー・モリスが同じような人体実験をおこない、慢性胃炎もピロリ菌で引きおこされることを証明しました。

人体実験による医学の進歩

ある治療法や検査法が有効かどうかは、最終的には人間の体を使ってみないと証明できません。だから、医学の進歩は、いってみれば人体実験の歴史によってのみ成しうるものなのです。その中には、自分の体をつかった人体実験も数多くあります。これについては、面白いお話がいっぱいありますので、少し紹介してみましょう。

心臓カテーテルの開発でノーベル賞を受賞したドイツのヴェルナー・フォルスマンのお話は有名です。医師国家試験に合格したばかりのフォルスマンは、周囲のみんなから、アホなことはやめておけと言われたのに、独自に心臓までカテーテルを入れるという研究をおこないました。強心剤を直接心臓に投与すると、より効果を発揮するはずだから、というのがその動機でした。腕からゴムのチューブを挿入して、地下のレントゲン撮影室まで行き、先っちょが心臓にまで達していることを確認します。

1929年当時、その研究はまったく認められませんでした。それどころか、「サーカスの見世物のような行為」と批判され、大学を追い出されてしまい、開業医になります。しかし、後にカテーテルを利用した医療が盛んにおこなわれるようになり、27年後にノーベル生理学・医学賞を受賞します。フィクションだったら、とんでもないご都合主義の成功譚で誰も信じないようなお話ですが、正真正銘の実話です。昔の業績とはいえ、開業医の先生がノーベル賞ってすごすぎますよね。

天才外科医ジョン・ハンター

感染症でも、自分の体をはって実験した人がいます。ひとりは「実験医学の父」とも「近代外科学の開祖」とも呼ばれる、18世紀イギリスの名医ジョン・ハンターです。性病である梅毒と淋病が同じ原因で生じるかどうかを確かめるため、淋病患者の膿を、こともあろうに自分のおちんちんに接種します。その結果、淋病と梅毒の両方に感染し、両者は同じ原因である、と結論づけました。むっちゃこわいですね、この実験……。

もちろん、この結論は誤りでした。もともと膿を採取した淋病患者が梅毒にも感染していたために、このようになってしまったのです。しかし、ハンターのような大家の研究であったため、この誤った説は以後何十年もの間信じられていました。ハンターの名誉のために書いておきますが、人工授精やら電気ショックによる蘇生やら、ハンターは、当時としては本当に画期的な数多くの研究をなしとげています。それに、『国富論』のアダム・スミスの痔の手術をするなど名医の名をほしいままにした外科医でもありました。

一方で、ハンターには、解剖用の遺体を得るために墓場荒しをするとか、巨人症の遺体を無理矢理に手に入れるとか、恐ろしいところもありました。名医にしてマッドサイエンティストであったハンターの伝記はむちゃくちゃ面白い読み物です。興味がある人は、ぜひウェンディ・ムーアの『解剖医ジョン・ハンターの数奇な生涯』（河出文庫）を読んでみてください。

ちなみに、煙突掃除人の陰嚢がんで紹介したポットは、ハンターの師匠でもありました。そしてハンターは、天然痘ワクチンを開発したエドワード・ジェンナーを弟子に持っていました。実に素晴らしい系譜ですね。研究というのは、徒弟制度みたいなところもあるので、芸事と同じように、こういう秀でた「一門」があったりします。芸事とちがって研究の世界では、一門とはあまり言いませんけれど。

コッホの原則

父つながり、と言ってはなんですが、「近代細菌学の父」は二人います。ひとりはフランスのルイ・パスツール、もう一人はドイツのロベルト・コッホです。コッホはたくさんの業績をあげていますが、最大のものは、1876年に発表された炭疽菌の研究から導かれた、ある病気が特定の細菌によってひきおこされる、ということの発見です。

ある細菌が病気の原因であることを証明するために必要な条件が「コッホの原則」です。百年以上前の考えで、現在では必ずしもあてはまらない場合もあるとされていますが、病気の原因を考える上で非常に重要なので、紹介しておきます。それは、以下のとおりです。

一．ある病気においてその微生物が存在すること
二．その微生物を分離培養できること
三．分離した微生物を感染させると同じ病気が発症すること
四．三で発症させた生体からその微生物を再度分離培養できること

すっきりいうと、「存在、分離、感染、再分離」ということになります。シンプルにしてわかりやすいですね。感染症以外でも、いろいろなことの因果関係を考える時にもいいヒントになります。

コッホはさらに、1882年に結核菌、1884年にコレラ菌を発見するという偉大な業績をあげ続けます。ちなみに、北里柴三郎はコッホの下で破傷風菌の培養法を編み出し、抗

毒素、すなわち毒素に対する抗体、の発見という偉業をなしとげました。第一回のノーベル生理学・医学賞は、「ジフテリアに対する血清療法の研究」で北里の同僚エミール・フォン・ベーリングが受賞しているのですが、その研究のオリジナリティーは完全に北里の研究によるものです。もし、北里が第一回のノーベル賞に輝いていたら、日本はいまのようにノーベル賞で大騒ぎするような国にはなっていなかったかもしれません。

コレラ菌はコッホによって発見された、と書きましたが、正確には、その細菌がコレラを生じさせるのであろうということを発見したと書くべきです。なぜかというと、その細菌はコレラで死んだ患者でのみ見つかったのですが、ヒト以外の動物ではほとんどコレラをおこしませんでした。コッホの原則の一と二までは押さえたものの、三以降を確認できなかったのです。

鷗外の師匠

もう一人、自分の体をつかった感染実験で有名なのは、マックス・フォン・ペッテンコーファーという19世紀ドイツの医学者です。またまた父つながりですが、ペッテンコーファーは「近代衛生学の父」ともよばれる大先生であり、若き日の森林太郎、あの森鷗外も師事したことで知られています。鷗外は、林太郎という名前がドイツで覚えてもらえにくかったことから、子どもに、於菟《おと》、類、不律、茉莉など欧風の名前を付けたことで知られています。於菟の息子、すなわち孫のひとりに真章《まくす》という名前をつけているのですが、その名前は、師匠であるマックス・フォン・ペッテンコーファーからとられたものです。ペッテンコーファーは鷗外が尊敬するほどの先生だったのですが、コレラの発症を巡っては大きな失策をおかしています。

ペッテンコーファーは1850年ころからコレラ対策に取り組んでいました。前の章に書いたように、1854年には疫学の父ジョン・スノウによって、コレラは汚染された井戸水によって伝染することが明らかにされていました。しかし、ペッテンコーファーの説は、コレラの病原体は確かに腸にあるけれども、病原体だけで発症するのではなく、便を介して土壌にある何らかの物質と混ざり合うことによって、コレラの原因物質が作られ、空気中に撒かれるというものでした。ちょっと複雑な考えですが、どちらかというと、悪い空気が原因であるとする瘴気説に近い複合病因説をとったのです。

そこへもってきてのコッホによるコレラ菌の発見でした。ペッテンコーファーは自説を確認すべく、コレラ菌を飲んでもコレラを発症しないことを示そうとしたのです。そして、コッホから譲り受けた菌を飲んだのですが、下痢をしたものの、コレラの発症にはいたりませんでした。気の毒だったのは、ペッテンコーファーにつきあわされた弟子のルドルフ・エメリッヒです。エメリッヒはコレラを発症し、九死に一生を得ます。このような結果だったので、この時点では確定できなかったのですが、後には、もちろんコッホが同定したコレラ菌がコレラの原因であることが明らかにされています。ちなみにエメリッヒのエピソードは、昔あったテレビ番組『トリビアの泉』で97へぇも獲得したことを特筆しておきたいと思います。

自分の体を使った人体実験の話をしていると、がんの話からずいぶんとずれてしまいました。スミマセン。でも、人体実験の歴史にはとんでもなく面白いエピソードがいっぱいあります。興味のある方はぜひ『世にも奇妙な人体実験の歴史』（文春文庫）を読んでみてください。この本は、巻末の解説までむっちゃ面白くて、出久根達郎さんに朝日新聞の書評欄で「要領よく秀逸である」と絶賛されていました。って、その解説は私が書いたんですけど。

胃がんの原因としてのピロリ菌

世界保健機関（WHO）の外部組織である国際がん研究機関（IARC）は、発がん性のリスクを評価して分類しています。「ヒトに対して発がん性である」と認定されたグループ1がいちばん発がん性の高いグループです。ここまでにお話ししてきた、B型肝炎ウイルス、C型肝炎ウイルス、ヒトパピローマウイルスの感染、アフラトキシン、いくつかの抗がん剤、放射線などと並んで、ピロリ菌の感染も1994年にはグループ1に分類されています。

ピロリ菌は、慢性胃炎に関してコッホの原則を満たしています。慢性胃炎患者の胃に菌が存在する、その菌を培養できる、そして、培養した菌を飲んだ医師モリスは慢性胃炎を発症し、さらに、その胃からピロリ菌が単離されたことも報告されているからです。

胃がんは感染症ではありませんから、コッホの原則の対象にはなりません。しかし、それに類似した考えで、ピロリ菌が胃がんの原因かどうかを考えることは可能です。胃がんの患者さんから細菌を分離するところまではいいとして、はたしてその感染が胃がんを発症させるかどうか、が問題になります。これについては、日本でおこなわれた動物実験と疫学調査が決定的な証拠を与えました。

ある動物には感染するけれども、他の動物には感染しない、というように、病原微生物の感染性には種差があります。ピロリ菌をうまく感染させられる動物がなかなかわからなかったのですが、スナネズミが適しているということがわかりました。スナネズミというのは、モンゴルあたりの砂地で生息する小さなネズミです。佐々木倫子さんの漫画『動物のお医者さん』で取り上げられたこともあって、最近はペットとしても人気があるようです。ピロリ菌をスナネズミの胃に感染させると、慢性胃炎や潰瘍を発症し、胃がんが発生することがわかりました。これらのことから、ピロリ菌が胃がんの原因であるという説は、コッホの原則をほぼ満たしたことになります。

疫学調査の論文は、世界最高の臨床医学雑誌「ニューイングランド・ジャーナル・オブ・

メディシン」に2001年に発表されています。少し数字が細かいのですが、紹介してみます。この研究は、慢性胃炎や胃潰瘍などの患者さんの観察研究です。1526人の患者さんのうち、1246人はピロリ菌に感染していましたが、残り280人は感染していませんでした。このことからまず、慢性胃炎や胃潰瘍には、ピロリ菌の感染以外の原因もあるということがわかります。

これらの患者さんを平均7・8年間にわたって経過観察しました。その結果、2・9%にあたる36人が胃がんを発症しました。そして、胃がんを発症したのは、すべてピロリ菌に感染していた人であって、感染していない人からは一人も胃がんが見つかりませんでした。これだけキレイなデータが出るような疫学調査はめったにないというくらい見事な結果です。

ピロリ菌による胃がんの発症メカニズム

さて、では、ピロリ菌の感染はどのようにして胃がんをひきおこすのでしょう？　世界的にもわが国でも、人口の半分くらいがピロリ菌に感染していると考えられています。もちろんその全員が胃がんになる訳ではありません。これにはいくつかの理由があります。ピロリ菌にもいろいろな株があるのですが、ＣａｇＡという遺伝子を持っている株の方が胃がんになる率が高いことが知られています。

ピロリ菌は小さな注射針のようなものを持っていて、そこから細胞にCagA遺伝子に由来するタンパクを注入するのです。また、なんだか生物兵器みたいな気がしてしまいますが、CagAタンパクは、細胞の極性を破壊すること、そして細胞の増殖を促進することが知られています。これらの現象は発がん過程において重要なことは前の章に書いたとおりです。また、胃がんの多い日本での感染はCagAを持つピロリ菌がほとんどであるのに対して、胃がんが少ない西欧では50%ほどでしかないことも、CagAの胃がん発症における重要性を物語っています。

もちろんCagAだけで発がんする訳ではありません。胃がんも、他のがんと同じように、最終的にはがん遺伝子やがん抑制遺伝子に突然変異が生じることによって発症します。ピロリ菌の感染は炎症を引きおこすのですが、その炎症も発がんに役割を持っていると考えられています。慢性炎症によって胃の粘膜細胞は損傷と再生を繰り返します。何度も出てきますが、その過程では細胞の増殖に伴うDNAの複製が生じるので、遺伝子に突然変異を生じさせる要因になるのです。

他にも、胃がんの発症には、食塩の摂りすぎや、野菜や果物の不足など、食事内容が影響することや、家系的な関係があること、そして、喫煙が要因であることなどが知られています。また、ピロリ菌の感染率には男女差がありませんが、胃がんの発症率は男性の方が高いことが知られています。このようにいろいろなことがあるにせよ、日本での胃がんにおいて相当に重要なファクターはピロリ菌の感染だと考えて間違いはありません。

除菌の効果

よく知られているようにピロリ菌は除菌が可能です。一般的には、抗生物質を二種類と、その抗生物質が効きやすくなるように胃の酸性度を抑えるお薬を服用します。これによって90％以上の率で除菌が可能になっています。そして、除菌すると胃がんになる率を下げることができると考えられています。

その根拠となる論文も、日本から、臨床医学雑誌として米国の「ニューイングランド・ジャーナル・オブ・メディシン」と双璧をなす英国の「ランセット」誌に発表されています。この研究は、大学や病院にとらわれず51施設が参加してJapan Gast Study Groupという組織を作っておこなわれたものです。早期胃がんに対して内視鏡治療をおこなった患者さん544人を、除菌するグループとしないグループにくじ引きで分けて観察をおこないました。そして、異所性の胃がん発生、すなわち、もとあった場所以外に胃がんが発症したかどうかが調べられました。

このような方法はランダム化比較試験と呼ばれていて、偏りなく客観的に治療効果を判定できる質の高いやり方です。544人がきっちり半分、272人ずつの除菌群と非除菌群に分けられ、3年間の経過観察がおこなわれました。その結果、非除菌群では24人に異所性胃がんが見つかったのに対して、除菌群では9人だけでした。この結果は、統計的に十分有意なものです。

これは早期胃がんのあった人に対する研究なので、慢性胃炎や胃潰瘍の患者さんにも同じようにあてはまるかどうかはわかりません。慢性胃炎や胃潰瘍の患者さんで、除菌する人としない人をランダムに割り付ける比較試験をしたらわかるのでしょうけれど、ピロリ菌があると胃がんのリスクが高いとわかっているのに、二分の一の確率で除菌しないグループに割り付けられるのはイヤですよね。なので、そういった研究はできそうにありません。

ピロリ菌の感染率を低下させることにより、将来的には、日本での胃がんは減少していくだろうと期待されています。また、2014年には、IARCも胃がんの予防にはピロリ菌の除去を、と推奨しています。どの程度、胃がんが減少していくのか、かなりの年月がたたないとわかりませんが、結構楽しみにしています。

伝染《うつ》るんです

世の中には、伝染性のがんがある、というと驚かれないでしょうか。HTLV1、肝炎ウイルス、ピロリ菌のような感染性の微生物ががんを引きおこすというのではなくて、がん細胞が直接伝染していくのです。恐ろしすぎます。しかし、安心してください。これはヒトではなくて、タスマニアデビルの話です。

伝染性のがん

タスマニアデビルは、名前が示すとおり、オーストラリアのタスマニア島に住む動物で、カンガルーやコアラと同じ有袋類です。ネコよりも少し大きいくらいで、見た目はけっこう可愛らしいのですが、うなり声が恐ろしいのと、動物の死体を食べることから、デビル（悪魔）と名付けられています。

これは名前の由来ではありませんが、もうひとつ、デビルっぽいと感じることがあります。それは子どもの選別です。一度に20〜30匹のとても小さな子どもを産むのですが、お腹の袋の中に乳首は四つしかありません。ですから、産み落とされたとたん、兄弟姉妹の間で、いきなりとんでもない生存競争が強いられるのです。強い子を得るためとはいえ、鬼畜ですよねぇ、これは。

さて、そのタスマニアデビルに「デビル顔面腫瘍性疾患」とよばれる病気が発生していることが1996年に報告されました。この病気でタスマニアデビルがどんどん死んでいったのですが、その染色体やゲノムを調べてみると、まったく同じ腫瘍細胞がタスマニアデビルの間で広まっていったことがわかりました。

伝《う》染《つ》り方

タスマニアデビルは、顔は結構かわいく見えるのですが、文字通りの肉食で攻撃的な性格です。口はがばっと開き、鋭い牙を持っています。そして、エサをめぐって争うときに、タスマニアデビル同士が傷つけ合うことがよくあります。その際に、がんが「伝染」するのです。顔面に進入したがん細胞が増殖して腫瘍を作り、いずれ餌を食べられなくなって死んでいきます。

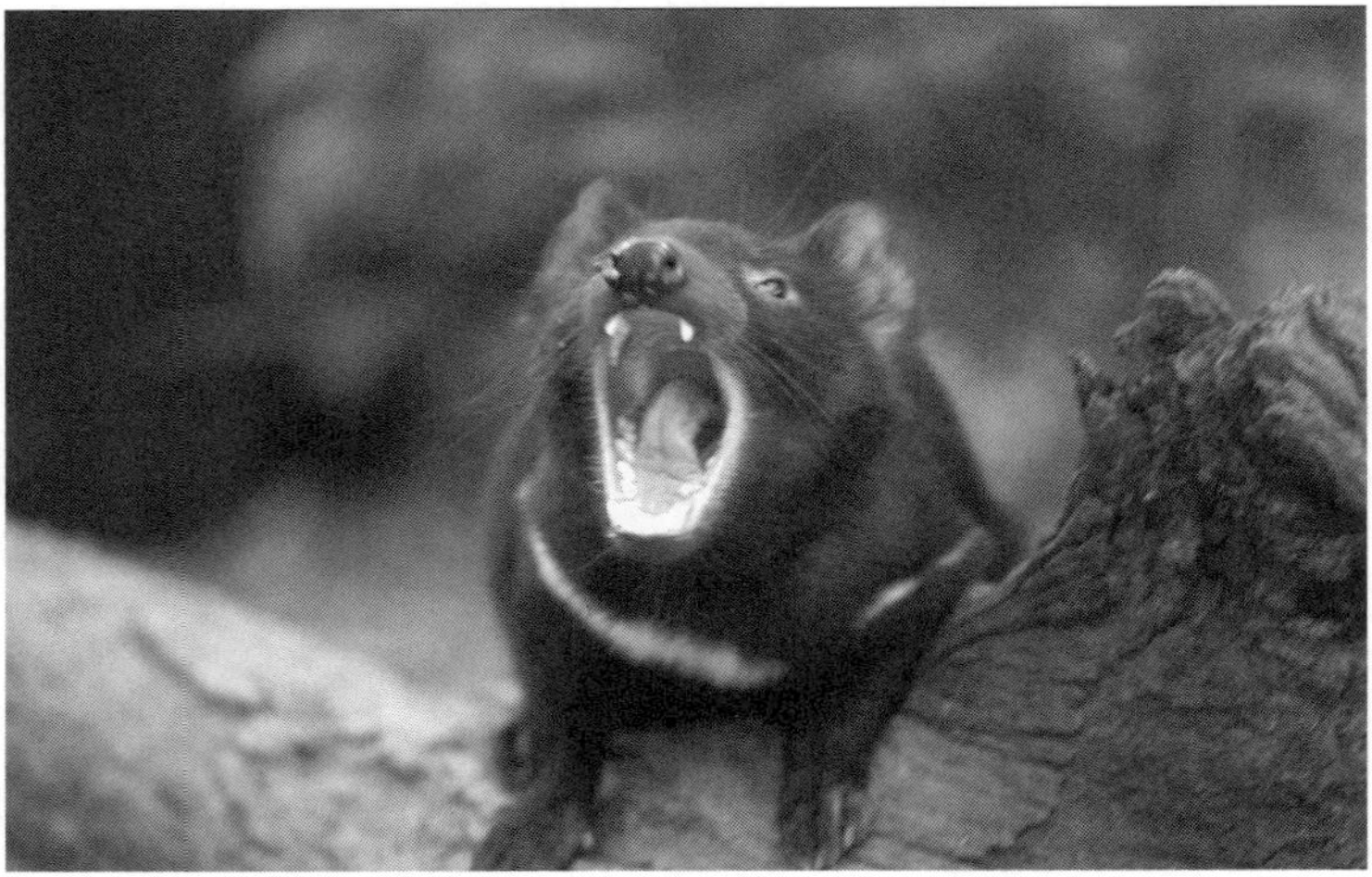

タスマニアデビル（写真：茅原田哲郎／アフロ）

最初の論文を読んだ時はほんとうに衝撃的でした。悪魔が悪魔に宿ったのかと思ったほどです。伝染性はかなり高く、腫瘍細胞がクローンであることがわかっているので、もともとは一個だったものが、いまやタスマニア島全土のタスマニアデビルに広まっているのです。この病気のために、過去20年間で、14万匹いたと推定されるタスマニアデビルの8割以上が死に、絶滅危惧種に指定されるに到りました。さらに、第二のデビル顔面腫瘍クローンも報告されています。

臓器移植の際の拒絶反応というのを聞かれたことがあるでしょう。通常、ある個体の細胞や組織は他の個体へと移植しても、免疫反応によって拒絶されてしまいます。それは、個体によって組織適合抗原が異なっていて、それを目印にして拒絶されるというのが大きな理由です。しかし、この腫瘍の細胞は、組織適合抗原の発現が低下しているために、拒絶反応をうけないのです。

イヌにも、致死的ではありませんが、似たような伝染性の腫瘍があることが知られています。もしヒトにもあれば、パニックを引きおこすかもしれません。が、タスマニアデビルやイヌみたいに、人間はよほどのことがない限り嚙みつき合ったりしませんから、そんな心配はないかもしれませんけれど。

デビルの行く末

タスマニア州政府は、絶滅を防ぐため、腫瘍を持たない個体を小さな島に隔離し保護を始めています。また、タスマニア大学の免疫学者はワクチンの開発を進めていて、効果のあることが確認されています。しかし、保護区での生息数にはおのずと限界がありますし、ワクチンは四回も接種しなければならないので、いずれの方法でも、劇的な回復は望めそうにありません。しかし、ここ数年、どうやら減少に歯止めがかかってきました。

驚いたことに、タスマニアデビルが、進化によって、この伝染性のがんに抵抗性を獲得してきているようなのです。この病気が出現する前と、出現後20年ほどたった時点でのタスマニアデビルのゲノムが解析されました。その結果、二つのゲノム領域に変化が生じていることがわかりました。その領域には7個の遺伝子があるのですが、うち5個が、ヒトでの研究において悪性腫瘍と免疫機能に関係していることがわかっている遺伝子でした。

さらに驚くべきことは、この進化が、わずか20年、なんと4〜6代目の子孫において認められたことです。いかに、デビル顔面腫瘍性疾患がタスマニアデビルに強い進化の淘汰圧をもたらしたかがわかります。

もうひとつのおもしろい進化は、攻撃性の弱い個体の出現です。この病気が出現するまでは、攻撃性が強いことが、おそらく餌をたくさんとれるために、生存していく上で優位だったのです。ところが、腫瘍が出現してからは、攻撃性が強い個体は、相互の攻撃によって傷つきがん細胞に感染しやすいために、死ぬ確率が高くなってしまいました。その結果、進化の淘汰圧が逆向きになって、攻撃性の弱い個体が有利になってきたのです。

進化ってほんとにすごいですね。こんな恐ろしい病気にすら打ち勝つことができるかもしれないんですから。伝染性のがんという不幸なできごとで、多くのタスマニアデビルが死んでしまったことは悲しいことです。しかし、その結果として、やさしいタスマニアデビルばかりになったら、ちょっとええ感じかもしれません。

でも、長期的には、世の中、そんなに甘くはないでしょう。いつかデビル顔面腫瘍細胞がなくなったら、ふたたび、攻撃性の強いタスマニアデビルが有利になって、のさばっていく

316

はずです。攻撃性の強い個体と弱い個体がどの割合で存在すると「進化的に安定な戦略」であるかは、伝染性の腫瘍の有無によって大きく変わるというわけです。

何年か前にタスマニアを旅行したことがあります。美しい海と山、そして、シダの生いしげる温帯雨林、と、実に素晴らしい島でした。そこで繰り広げられているタスマニアデビルと伝染性がんとの闘い。また脇道にそれてしまいましたが、攻撃性や免疫、進化など、いろいろと考えさせられることも多いので、ちょっと紹介してみました。そろそろ本題、ヒトのがんに戻りましょう。

がんの発症とエピジェネティクス

エピジェネティクスという学問領域があって、なにを隠そう、わたしはその研究に従事しています。聞き慣れない言葉で何のことかわからない人がほとんどだと思います。「塩基配列の変化を伴わずに、染色体における変化によって生じる安定的に受け継がれうる表現型」と定義されるのですが、これでもさっぱりわかりませんよね。

エピジェネティクスってなに？

インターミッションで、我々のゲノムには2万2～3000個の遺伝子がある、と説明しましたが、その遺伝子の発現——最終的に機能するタンパクになること——を制御しているメカニズムのひとつがエピジェネティクスなのです。細かいことをすっ飛ばしていうと、その重要なもののひとつにＤＮＡのメチル化があります。

DNAには、ACGTの四つの塩基があるのですが、そのうちのC、シトシンにメチル基がくっつくのがメチル化です。はしょりまくって言うと、遺伝子発現を制御するプロモーター部位のDNAがメチル化されると、その遺伝子の発現が抑制されるのです。そのDNAメチル化ががんの発症に関係していることがわかってきています。誤解のないように繰り返しますが、がんの発症の主要な要因は、あくまでも塩基配列の変化、突然変異であることは間違いありません。しかし、それだけではなく、DNAメチル化も関与している、ということなのです。

がんとDNAメチル化

多くのヒトのがん組織が調べられた結果、がん抑制遺伝子の発現制御領域のDNAのメチル化が亢進していて、その結果、がんを抑制する働きを持ったタンパクの発現が抑制されてしまっているということがわかりました。がん抑制遺伝子というのは、発がんのブレーキだったことを思い出してください。その発現量が落ちているということは、発がんのブレーキが効きにくくなるのですから、発がんのひとつの要因になりうるのです。

胃がんの発症には、DNAメチル化によるがん抑制遺伝子の発現低下が深くかかわっています。国立がん研究センターの牛島俊和先生らの研究から、ピロリ菌の感染がその重要なフアクターであることもわかってきました。ピロリ菌の感染者では非感染者よりも胃粘膜細胞のDNAメチル化が高いのです。また、胃がんを発症した人、さらには胃がんがたくさんできた人ほどDNAメチル化が大量に蓄積していることもわかっています。

ピロリ菌の除菌をしたら、それで安心、という訳ではありません。というのも、除菌してもDNAメチル化状態が正常に戻るとは限らないのです。牛島先生たちは、内視鏡手術を受けた早期胃がん患者さんについて、ピロリ菌を除菌してからも観察を続けました。その結果、795人のうち133人に、また新しく胃がんが発症しました。そして、DNAメチル化が高い患者さんほど発症する率が高いことがわかったのです。ピロリ菌を除菌しても、DNAメチル化が高いままだと、発がんのリスクになる可能性があるのです。なかなか手強いです。

DNAメチル化による大腸がんの診断

大腸がん、乳がん、前立腺がん、など、他の多くのがんでもDNAメチル化に異常が生じていることが知られています。そして、血液中を流れている、セプチン9という遺伝子のDNAメチル化を調べることによって、大腸がんの診断が可能なこともわかっており、その検査法は外国ではすでに認可されています。

人間ドックを経験された方はご存じだと思いますが、大腸がんのスクリーニングというと便潜血検査です。ウンチの表面を溝のはいった楊子のような道具でぬすくって便を採取するのです。ひょっとしてと思って調べたら、「ぬすくる」というのは大阪や博多の方言みたいですね。塗りつけるというような意味ですが、もうちょっと強い感じでしょうか。それはいいとして、ドック受診まで、そのサンプルを冷蔵庫にいれておく必要があります。密封容器に入れるとはいえ、心理的抵抗があります。だいたいウンチから検体をとるのもいややし。

ＤＮＡメチル化による大腸がんのスクリーニングは、血液採取で済みますし、その感度や特異性も便潜血検査と同じくらいですから、日本でもいずれ導入されるようになるかもしれません。感度と特異性という言葉を使いましたが、これは、ある検査を考える時にとても重要な概念なので、知っておいて損はありません。簡単に説明しておきます。

感度と特異度

感度が高い検査、というのは、どれだけうまく検査でひっかけることができるか、ということです。ある病気があったとして、検査で、その病気の人をいかに高率に陽性と判定するか、ということです。なので、感度は、ある病気に罹っている人に対して、検査で陽性になる人の割合で表されます。

そうか、感度の高い検査だと安心だ、と思われるかもしれません。が、一般的に、感度をあげればあげるほど、病気ではないにもかかわらず、検査で陽性になってしまう率が高くなります。そこで、特異度、という考え方が必要になります。特異度というのは、病気ではない人が、正しく検査で陰性と判定される率です。なので、特異度は病気に罹っていない人において、検査が陰性の人の割合で定義されます。

図で示した方がわかりやすいでしょう［図11-a］。横軸に疾患の有無、縦軸に検査の陽性・陰性をとると全体を四つにわけることができます。aは罹患していて検査が陽性になる群、bは罹患していなくて検査が陽性になる群、cは罹患していて検査が陰性になる群、dは罹患していなくて検査が陰性になる群、です。この表でいくと、感度はa／（a＋c）、特異度がd／（b＋d）になるわけです。

では、問題です。乳がんの検査であるマンモグラフィー、感度は90％とします。その検査で陽性と診断されました。さて、乳がんである確率はいくらでしょう？　瞬間的に90％と思われるかもしれませんが、それは間違いです。感度というのは、先に書いたとおり、実際に乳がんにかかっている患者のうち何％を正しく診断できるか、にすぎないのです。ちょっと意地悪な質問だったのですが、この問題の答は感度だけではわからないのです。

追加の情報として、有病率＝乳がんにかかっている確率が1％、そして特異度が90％とします。これでようやく答えがでます。パーセントで考えるとわかりにくいので、１０００人の女性について考えてみましょう［図11-b］。

[図11] 感度と特異性

	病気がある	病気がない
検査陽性	a	b
検査陰性	c	d

感度 = a/(a+c)
特異度 = d/(b+d)

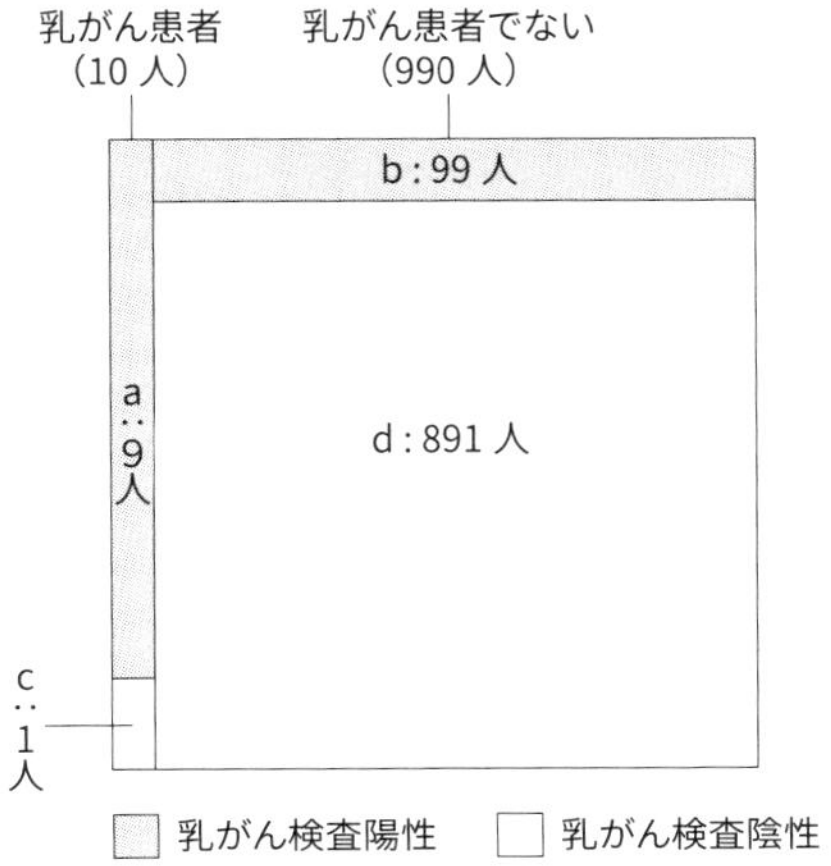

(a) 検査の感度と特異度の説明。
(b) 1000人に対する乳がん検査の結果　詳細は本文を参照してください。

まず、有病率が1%なのですから、1000人のうち10人が乳がん患者です。感度が90%ということは、そのうち9人がマンモグラフィーで陽性、1人が陰性と診断されます。特異度が90%なのですから、残り、乳がんではない990人のうち10%、99人が誤って陽性と診断されてしまいます。ということは、図の灰色の部分、すなわちマンモグラフィーで陽性になった9+99=108人のうち、実際に乳がんの患者さんは9人だけです。なので、この条件だと、マンモグラフィーで陽性になっても、本当に乳がんに罹患している率は、わずか8%ほど、ということになります。

スクリーニング検査というのは、多かれ少なかれ、こういう側面を持っています。精密検査をしないと最終的なことはわからないのです。なので、スクリーニングで陽性であっても、とりあえずは落ち込んだりする必要はありません。心静かに精密検査の結果を待ちましょう。また、少し話がずれてしまいましたが、感度と特異度の考え方は、知っておいて損はありません。というより、知っといたほうがよろし。ということで、話をもどします。

エピジェネティクスで病気を治す

検査だけではなくて、DNAメチル化を阻害するお薬で病気を治せることもわかっています。骨髄異形成症候群(MDS)は、いろいろな種類の血液細胞を作り出す造血幹細胞に異常があって、血液細胞がうまく作れなくなる病気です。将来的に白血病になることもあるので、白血病とまでは言えないのですが、その手前、前白血病状態ともいえる疾患です。この病気の治療に、アザシチジンという、ずいぶんと昔に開発されたＤＮＡメチル化を阻害する働きを持つ化合物が用いられています。

突然変異をお薬でもとにもどしてやることはできません。しかし、エピジェネティクスの状態は、アザシチジンなどを使うことによって、ある程度は操作することが可能です。そういったお薬を創るのをエピジェネティック創薬と言います。これから、もしかすると、いろいろな病気がエピジェネティクスを操作することによって治療できるようになるかもしれません。

エピジェネティクスは、とてもホットな分野で、いろいろな研究がおこなわれています。病気だけではなくて、女王バチになるかどうか、朝顔の模様、学習や記憶、はては、ネズミの一夫一妻制にまで関係していることがわかってきています。興味ある人は、ぜひ、岩波新書の『エピジェネティクス　新しい生命像をえがく』を読んでみてください。かなり高度なことまでわかりやすく書かれています。というか、わたしがそういうように書きました。はい、ちょっと宣伝さしてもらいました。

がんと免疫

免疫をひとことでいうと、自己と非自己を識別して非自己を排除する反応、と捉えることができます。当然、細菌やウイルスは非自己ですから、免疫反応の対象になります。臓器移植をした場合のドナー細胞も非自己の細胞なので、拒絶反応が生じます。では、がん細胞はどうでしょう。がん細胞には、いくつもの突然変異が生じています。ですから、ある人の体内に発生したがん細胞は、遺伝子の面から、完全な自己とは違っているはずです。なので、少なくとも理屈の上では非自己として認識される可能性があります。

免疫は監視する

がん細胞が免疫によって監視されるという意味で「免疫監視」と名付けられた考えはずいぶん古くて、免疫学の研究でノーベル賞を獲得したオーストラリアの科学者であるマクファーレン・バーネットと、『人間というこわれやすい種』など多くの著作がある米国の医師にして名文家であったルイス・トマスによって提唱されたものです。1950年代ですから、悪性腫瘍が遺伝子の突然変異によって生じることがわかる前に考えつかれたものです。やっぱり優れた科学者は違います。

免疫不全の患者さんでは、ある種の悪性腫瘍の発症頻度が高くなることがわかっていますから、免疫監視機構が存在することは間違いありません。証明しようがないのですが、もしかすると、体の中では、かなり高頻度で悪性細胞ができているけれども、免疫監視機構によって、初期の段階で排除されているということなのかもしれません。

がんが発症してしまったということは、がん化を防ぐことができてなかったのですから、たとえ免疫監視があったとしても十分には機能しなかった、ということになります。臨床的に診断のつくようながんは、すでに十分に進化したものです。なので、見方を変えると、がんが発症するには、がん細胞が進化する過程のある段階において、免疫監視をすり抜ける変異が生じたはずだ、と考えることも可能です。

がんの免疫療法

異物、非自己として認識される可能性があるのですから、腫瘍に対する免疫反応を利用して、がんを治してやろう、という考えが出てくるのは当然のことです。そういった治療法を、がんの免疫療法といいます。がん細胞に特異的な抗原があれば、それをやっつける免疫反応を強めてやればいいのです。話としては簡単なのですが、いくつかわかっている例があるとはいうものの、残念ながら、そのような抗原をもたない悪性腫瘍がほとんどです。

それでも、免疫能をなんらかの形で賦活してやることによって、がんを治療するという試みがたくさんおこなわれてきました。年配の方には、一時おおきな話題になったことがある丸山ワクチンを記憶しておられる方もおられるかもしれません。しかし、こういった試みはあまりうまくいきませんでした。

効果がないという意味ではありません。ある特定の患者さんに効く場合はあるのですが、どの患者さんに効くかがわからないのです。なので、たくさんの患者さんのデータを統計的に処理すると、有意な効果がなかなか認められない、というようになってしまうのです。しかし、最近になって、免疫チェックポイント阻害剤という画期的な免疫療法が開発されました。

免疫のチェックポイント

免疫反応は、弱すぎると役に立たないのは当然ですが、あまり強く働くと自己に対しても発動することがあり、自己免疫疾患を引きおこしてしまいます。そういったことを防ぐために、免疫チェックポイントというシステムが備わっています。このシステムは免疫反応を抑制する働きを持っていて、そのような機能を担う分子のひとつがPD－1です。

PD－1は、T細胞と呼ばれるリンパ球の表面に発現している分子です。この分子は受容体分子で、リガンドであるPD－L1と結合すると、T細胞の活動が抑制されます。一方、がん細胞の中には、PD－L1を発現しているものがあります。PD－1のリガンドを発現しているがん細胞は、がん細胞をやっつけてくれるはずのT細胞の機能を、PD－1のシグナルを介して抑制します。このように、がん細胞を攻撃する能力を失わせることにより、免疫監視を免れているのです。

ならば、PD－1の働きを抑えてやれば、抑制がはずれて、T細胞ががん細胞を攻撃してくれるようになるのではないか、と考えられます。そのためには、PD－1とPD－L1が結合できなくしてやればいいのです。この発想の下に作られたのが抗PD－1抗体で、PD－1の働きを阻害する、すなわち、免疫チェックポイントを阻害するお薬です。

以前の免疫療法は、がん細胞に対する免疫能を賦活してやる、すなわち、アクセルを踏み込んでやるような治療法でした。しかし、アクセルを踏んでも、それに対するブレーキが強ければ車は動きません。それと同じように、免疫能を賦活してやっても、PD－1による免疫チェックポイントによるブレーキが強くかかっているために、効果が得られなかったのです。抗ＰＤ－１抗体は、従来のアクセルを踏むような免疫療法とは逆のコンセプトに基づいた、ブレーキを壊して免疫の力でがんを治すという治療法です。

抗ＰＤ－１モノクローナル抗体であるニボルマブ（商品名オプジーボ）は、最初、皮膚の色素細胞の悪性腫瘍である悪性黒色腫（メラノーマ）を対象に、少し違ったメカニズムの免疫チェックポイント阻害剤であるイピリムマブ（商品名ヤーボイ）との併用で使用されました。その結果、末期の悪性黒色腫の患者さんが対象であったにもかかわらず、半数以上に効果があったのです。悪性黒色腫は、比較的免疫療法の効果があがりやすい腫瘍ではあるのですが、死ぬのを待つしかなかったような末期の患者さんでこれだけの効果というのはものすごい数字です。

現在では、悪性黒色腫だけでなく、非小細胞性肺がん、腎細胞がんに保険適応となっており、他のがんにも効果があるのではないかと研究が進められています。某大物政治家の肺がんにもオプジーボが著効を示したという噂です。

モノクローナル抗体ってなに？

抗体というのは、前に書いたように、体内にはいってきた異物を認識する免疫グロブリンというタンパクであり、その異物を抗原といいます。通常、動物に抗原が侵入すると、いくつもの種類の抗体が作られて血液中を流れます。ですから、動物をある抗原で免疫して、その血清に出現する抗体は、多クローン性である、あるいは、ポリクローナルである、という言い方をします。

抗原に対して抗体が作られるまでのプロセスはかなり複雑なので、省略します。が、大事なことは、B細胞というリンパ球が抗体を産生する細胞であるということと、一個のB細胞は一種類の抗体しか作ることができないということです。そして、モノクローナル抗体＝単クローン性抗体とは、その名が示すように、単一の抗体産生細胞に由来するクローンから作られた抗体です。

B細胞をどんどん増やすことができたら簡単にモノクローナル抗体を作ることができるのですが、それはなかなか難しい。そこで、ケーラーとミルスタインは、無限に増え続ける骨髄腫細胞とB細胞とを融合させることを考えつきました。骨髄腫ってどこかで出てきたと思い出す人がおられるかもしれません。第1章で、プロテアソーム阻害剤による治療が可能である、というお話をした細胞です。

骨髄腫は、一般的には抗体を作るのですが、中には作らない細胞株もあります。そのような骨髄腫細胞株とB細胞を融合させてやります。そうすると、一種類の抗体だけを作る細胞であるハイブリドーマを無限に増殖させることができるのです。なんとかオーマというのは、前の章で紹介したように腫瘍のことですから、二つの細胞を融合したハイブリッドの腫瘍でハイブリドーマです。

すでに紹介した、血管新生を抑制する抗体や、成人ヒトT細胞白血病の治療に使われる抗体もモノクローナル抗体です。モノクローナル抗体は、ヒトの薬や生命科学の実験において実に幅広く利用されています。なので、その開発者である2人がノーベル賞を受賞したのは当然のことです。その大元となる細胞融合の現象を発見されたのは、大阪大学の故・岡田善雄先生でした。ひとこと、どこかの論文でモノクローナル抗体の可能性を書いておられたら、きっと同時受賞だったはずなのにと、少し残念な気がします。

PD－1の発見

PD－1は、最初、わたしの師匠である本庶佑《ほんじょたすく》先生の研究室で発見された分子です。わたしが在籍していた当時に、大学院生だった石田靖雅さん（現・奈良先端科学技術大学院大学）が、T細胞のアポトーシスに関係する分子として、苦労の末クローニングしたものです。長い間、PD－1分子の機能はわからなかったのですが、PD－1遺伝子を破壊されたマウスでは自己免疫疾患が発症するなどの成果から、PD－1は免疫反応を阻害すること、がんに対してもチェックポイントとして機能することがわかっていったのです。

実際にお薬になるまでには、紆余曲折があったようですが、それはさておき、PD－1が発見された当時、この分子を元に創薬がおこなわれる、ましてや、がんの特効薬になるなど、夢にも思いませんでした。本庶先生の執念が実ったというところです。本庶先生はよく「不可能を可能にするような研究がしたいんや」とおっしゃっておられました。我々下々は、そんなことできたら苦労はせんわなぁ、とか、ぶつくさ言っていたのですが、実際にそのような研究が成しとげられたことに感動を禁じ得ません。いずれノーベル賞という声も高いので、不肖の弟子ではありますが、楽しみに待っています。

オプジーボによって、がんが完治したと考えられる患者さんもでてきています。また、いわゆる抗がん剤に比較して副作用が少ないという利点もあるので、夢の抗がん剤のようにもいわれています。しかし、問題がないわけではありません。単独の使用では、悪性黒色腫でも非小細胞性肺がんでも、2〜3割の患者さんにしか効果がありませんし、いまのところ、どの患者さんに効果があるのかを判定することができません。また、後で述べるように、薬価の高さもあります。

医学的な問題点は、研究が進めば解決されていく可能性があります。また、抗体医薬は製造コストが高くつくので、うんと安くするのは難しいのですが、いずれ同じような作用を持った低分子化合物が開発される可能性もなくはありません。あまりに画期的なので、期待感が大きすぎるという気がしないでもありませんが、今後どうなっていくのか、いろいろと興味のあるところです。

がんゲノム

がんのゲノムを調べることによって、いろいろなことがわかってきました。ここまで書いてきたようなこと、がん遺伝子やがん抑制遺伝子の変異が重要である、とか、がんは進化する、といったようなこと、が、ゲノムレベルでも明らかになってきているのです。また、ゲノムを解析する前にはわからなかったような新しい知見もどんどん増えてきています。

ゲノム解析の驚異

がんの全遺伝子配列、すなわち、がんゲノムが猛烈な勢いで調べられています。これには、インターミッションで書いたように、次世代シーケンサーと呼ばれる新しい機器の開発に負うところが大きいのです。信じられないかもしれませんが、オクスフォード・ナノポアというベンチャー企業が発売しているシーケンサーは、スマホ程度の大きさで、ミニマムなセットなら千ドルで買えてしまいます。研究者以外で購入しようという人はいないでしょうけれど、やる気になればどこでもゲノム解析をできる時代になってきました。

それはさておき、まず、がんにおける突然変異について、です。がんは突然変異によって発症する、ということは何度も繰り返し説明してきました。そして、おそらく数個の突然変異が重要である、と考えられてきたことも紹介しました。このことが、がんのゲノムを調べることによって、確実に証明されました。

がん細胞にはたくさんの突然変異が認められます。が、悪性腫瘍の種類によって突然変異の数は異なっていることが明らかにされています。たとえば、急性骨髄性白血病では変異の数は十数個と少ないのですが、肺がんや皮膚の悪性腫瘍である悪性黒色腫では10倍ほども多くなっています。これは、肺がんはタバコによって、悪性黒色腫は日光の紫外線によって、突然変異が生じやすいからだろうと考えられています。

ドライバーとパッセンジャー

しかし、単に突然変異の数が重要である、ということではありません。悪性腫瘍における変異には、その発症に直接かかわっているドライバー遺伝子の変異と、悪性化に直接関係がないパッセンジャー遺伝子の変異とがあります。ドライバーは運転手、パッセンジャーは乗客ですから、がんに突き進むための変異と、単にそこに乗り合わせているだけの変異、ということになるでしょうか。もちろん、重要なのはドライバー遺伝子変異です。

がんゲノムの解析から、ドライバー遺伝子はおよそ200種類あるとされています。ヒトの遺伝子数は2万2〜3000個ですから、およそ1％ですね。けっこう多いような気もしますし、わりと少ないという気もします。ここまでに紹介したsrcといったがん遺伝子、p53やRBといったがん抑制遺伝子は、もちろんドライバー遺伝子に属しています。

がんになるために必要なドライバー遺伝子変異の数はせいぜい2〜6個だということが、がんゲノム解析からもわかってきました。これは、がんゲノム解析がおこなわれる前に推定されていた数とほぼ一致します。そんなこと当たり前やないかと思われるかもしれませんが、わたしなどは逆に、ゲノム時代以前のがん研究の方向性と結果が実に正しいものであったのだと、ある種の感銘をうけています。

白血病の進化をゲノムで探る

生物の進化はゲノムを調べることにより解析することができます。異なった種の生物のゲノムを比較することにより、どれくらい近縁なのか、また、どのようにして進化してきたのか、を知ることができるのです。がんは進化する、と言いましたが、悪性腫瘍の進化も、生物の進化と全く同じようにゲノム解析により明らかになってきています。

いちばんよく解析されているのは、急性骨髄性白血病です。白血病はドライバー遺伝子変異の数が少ないので、解析がやりやすいのです。どのように進化するかというと、まず、造血幹細胞に変異がはいります。変異の入り方はランダムなのですから、どの遺伝子に、あるいは、遺伝子とは関係のないゲノム部位に生じるかはわかりません。

ひとつのドライバー遺伝子に変異が生じただけでは白血病にはなりません。しかし、その変異のために増殖能が亢進する遺伝子というのがあります。変異はランダムにはいるのですから、偶然、そのような遺伝子に突然変異が生じることもあります。白血病ではない正常人の血液細胞をゲノム解析すると、なんと約2％もの人が、そのような遺伝子変異を持っていることが報告されています。いわば白血病予備群のようなものですから、少し驚きです。

この割合は年齢を重ねるにつれてさらに増加し、70歳以上だと5〜6％の人の血液細胞にそのような変異が認められます。造血幹細胞も例外ではなく、増殖するたびに一定の頻度でDNAに変異がはいります。ですから、加齢に伴って突然変異の率があがっていくのです。

そのような突然変異によって、すでに少しだけ増えやすくなっているような造血幹細胞に、さらに1個か2個のドライバー遺伝子変異が生じて白血病が発症します。急性骨髄性白血病の患者さんの白血病細胞のゲノムを調べると、複数のサブクローンが存在することがわかっています。ということは、白血病を発症する時点では、必要なドライバー遺伝子変異が2〜

3個あって、さらにパッセンジャー変異が上乗せされた状態になっている、ということなのです。

白血病の治療とサブクローン

さて、白血病をのさばらせていくわけにはいきませんから、抗がん剤による治療をおこないます。うまくいくと、完治とは言えないのですが、白血病細胞がほとんど見られない状態=寛解状態になります。しかし、残念なことに、再発してしまうこともあります。その再発時に、どんな白血病細胞が増えてきたのかもゲノム解析によって明らかにされています。

発症した時点ですでに複数のサブクローンが存在するので、ここでは二つのサブクローンがあるとして、AとBと名前をつけましょう。サブクローンの間には差があることが多いので、Aが大勢を占めるサブクローン、Bがマイナーなクローンとします。一旦、寛解にはいるのですから、ひとまずは両方ともがほぼ完全になくなります。

さて、再発した時に出現してきた白血病細胞は、どのようなサブクローンがあると思われますか？　二通りのパターンが考えられます。もともと優勢であったサブクローンAが増える場合、と、劣性であったサブクローンBが増える場合です。調べてみると、実際に両方のケースがありました。そして、いずれの場合においても、新たな突然変異が獲得されていることがわかりました。

一旦とはいえ寛解した、ということは、最初はどちらのサブクローンも治療に反応していたということです。そして、今度は反応しなくなったために再発したのですから、新たな突然変異が生じていたのは当たり前といえば当たり前です。しかし、さらにわかったことは、この突然変異が、抗がん剤の副作用によって引きおこされた可能性が高いということです。こう見てみると、悪性腫瘍の治療って難しいですね、ほんとに。

ここでは急性骨髄性白血病についてだけ紹介しましたが、ほとんどの臓器の固形がんでもゲノム解析が進み、いろいろなことがわかってきています。がんゲノムの解析プロジェクトとしては、国際がんゲノムコンソーシアム（ＩＣＧＣ）と、米国のがんゲノムアトラス（ＴＣＧＡ）が双璧で、どちらもデータベースをオープンにしています。いうならば、がんを攻撃するために人類の共通資産を作りつつあるわけです。

ＩＣＧＣのホームページを見ると、いくつものプロジェクトがあることがわかります。もちろん日本も参加していて、肝臓がん、胃がん、胆管がんの解析がおこなわれています。肝臓がんのゲノム解析では、ゲノムの異常パターンによって肝臓がんを六つの種類に分類できること、また、その分類は肝臓がんの手術後の生存率が異なることなど、続々と成果が発表されています。

プレシジョンメディシンと分子標的薬

がんに限定されたことではありませんが、プレシジョンメディシンという言葉があります。日本語に訳すと「精密医療」ということになるのですが、いまひとつニュアンスが伝わりにくいので、プレシジョンメディシンといわれることの方が一般的なようです。たとえば、がんの場合は、そのゲノムを調べて、どの遺伝子に変異があるかを知ることができます。突然変異をもとにもどすことはできませんが、その変異がもたらす生物学的な異常に対処できる薬剤があれば、正確に狙いを定めて治療に用いることができるわけです。

プレシジョンメディシンとは?

かつては、誂え服になぞらえて、オーダーメード医療とかテーラーメード医療、あるいは、個別化医療といった言葉がよく使われました。しかし、ゲノム解析が正確におこなわれ、また、特定の変異に対してピンポイントで効く薬剤がどんどん開発されてきたことから、プレシジョンメディシンという言葉が使われるようになってきています。オバマ大統領が2015年に一般教書演説で「プレシジョン・メディシン・イニシアティブ」に言及したこともこの言葉が一般化した理由のひとつかもしれません。2016年にはNHKスペシャルでもとりあげられて、大きな反響があったようです。

ゲノム解析により、がんの性質がさらに詳しくわかるようになってきました。そして、それ以上に重要なのは、がんゲノムのデータに基づいて、遺伝子変異に応じた治療法を選択できるようになってきたことです。すでに、特定のドライバー遺伝子の変異による異常を抑制する薬剤がたくさん開発されています。そういったお薬を、特定の分子を標的にして狙い撃ちすることから、分子標的薬といいます。これも、がんに限られたものではないのですが、現時点では、その多くががんの治療に用いられるお薬です。

従来の抗がん剤は、がん細胞と正常細胞の性質の違い——細胞周期や代謝の違い——という、いわばあいまいな差異を利用したものでした。もちろん、違いがあるからこそ薬剤として使うことができるのですが、がん細胞だけではなく、どうしても正常細胞にも不必要な効果をおよぼしてしまいます。それが、抗がん剤の副作用です。

分子標的薬も抗がん剤のひとつなのですが、正常な細胞にはなくて、がん細胞にだけある変異をターゲットにすることができます。なので、まったくない訳ではありませんが、従来の抗がん剤よりも、一般的に副作用が少なくて済むのです。

魔弾の登場

パウル・エールリヒという19世紀終わりから20世紀にかけて活躍したドイツの科学者がいます。エールリヒは、抗原抗体反応に関する免疫学の研究でノーベル賞に輝いているのですが、ほかにもたくさんの業績をあげている真の天才です。そのひとつが化学療法剤の開発でした。

当時のドイツ、というよりも正しくはプロイセンですが、は化学工業が盛んでした。エールリッヒは、そこで作られたいろいろな色素で、かたっぱしから細胞や細菌を染めていました。そして、化学物質による染まり方が細胞や細菌によって異なることを発見します。これだけでも大きな業績ですが、そこに留まらないのが天才たるゆえんです。この染色性の違いを利用して、細菌だけを特異的に殺せる化学物質を見つけることができるのではないかと考えたのです。いま聞くと当たり前に思える発想ですが、当時としてはとんでもなく独創性のある考えでした。

エールリヒは、このような特効薬をウェーバーのオペラ『魔弾の射手』にある、必ず標的に当たる矢、と同じような意味で、「魔法の弾丸」あるいは「魔弾」と呼びました。実際に、エールリヒの下へ日本から留学していた秦佐八郎が、梅毒の特効薬、サルバルサンを見つけています。それからおよそ百年たって、感染症だけでなく、がんに対する魔弾が開発された、ということができるのです。

分子標的薬という言葉は使いませんでしたが、ここまですでにいくつか紹介しています。第1章で紹介したプロテアソーム阻害剤や、第3章で紹介した血管新生を阻害する抗体などがそれにあたります。非常に早い段階に開発されて大成功をおさめたトラスツズマブ（商品名：ハーセプチン）とイマチニブ（商品名：グリーベック）という分子標的薬があります。そんなお薬なら、製薬企業が強力に推し進めて開発されたのだろうと思われるかもしれませんが、実際には真逆で、ほとんど力がはいっていませんでした。狂信的ともいえる信念をもった研究者がいなければ、これらの分子標的薬の開発は大きく遅れていたに違いありません。どちらも面白いエピソードなので簡単に紹介してみます。

ハーセプチン物語

ラットの実験からneuというがん遺伝子が、RBの発見者であるワインバーグの研究室で発見されました。しばらくの間、日の目をみなかったのですが、ジェネンテック社のドイツ人科学者アクセル・ウルリッヒが、そのヒトバージョンであるHER-2を再発見します。

ＨＥＲ−２／ｎｅｕは、細胞表面に存在する受容体で、細胞に増殖刺激をいれる分子です。

ジェネンテック社は、ボイヤー博士という遺伝子工学の父みたいな人が設立に関わったバイオベンチャーの老舗です。１９７６年に、20万ドルほどで設立された会社ですが、遺伝子工学でインシュリンを産生することに成功し、大きな利益を産み出します。以後、ハーセプチンなど多くの分子標的薬などを開発し、現在はロシュ社の子会社になっています。その売り上げは日本最大の製薬メーカーである武田薬品工業を上回るというのですから、成功したバイオベンチャーがいかに急激に発展したかがわかるでしょう。

ＨＴＬＶ−１の研究で大きな業績をあげていた「優雅さと頑固さが混在する一風変わった（『がん――４０００年の歴史』（ハヤカワ文庫ＮＦ）より）」ＵＣＬＡの腫瘍学者デニス・スレイモンは、１９８６年にウルリッヒの講演を聴いて、ＨＥＲ−２をがん治療の標的にできるのではないかとひらめきました。その時点では、なんの根拠もなかったのですが、スレイモンは、がんの組織でＨＥＲ−２が発現しているかどうかを片っ端から調べます。そして、一部の乳がんで非常に強く発現していることを見つけだします。

スレイモンはＨＥＲ−２に結合し、そのシグナルを抑制する抗体があれば、ＨＥＲ−２を発現している乳がんを治療できるのではないかと考えを進めます。そして、ウルリッヒが作った抗体を試したところ、試験管内でも実験動物でも、その抗体が乳がん細胞を殺すことがわかったのです。

当時、がんの治療薬開発に後ろ向きだったジェネンテック社はこのプロジェクトに興味を示さず、ウルリッヒは会社を去ります。しかし、スレイモンはあきらめずに研究を続けました。実験で使われたのは、マウスに由来する抗体なのですが、マウスの抗体はヒトには異物として認識されてしまうので、そのままでは治療に使うことはできません。

マウスの抗体をヒト化する必要があるのです。ざっくりいうと、抗体は抗原を特異的に認識する部分とそれ以外の部分にわかれます。なので、抗原を認識する部位だけはマウスの抗体を使って、それ以外のところをヒトの抗体に置き換えてやるわけです。いまではずいぶんと技術も進んでいますが、当時としては最先端の方法でした。

こうして作られたのが、ヒト化抗HER－2抗体であるハーセプチンです。治験がはじまり、すべての症例ではなかったものの、劇的な効果があることがわかりました。スレイモンがウルリッヒの話を聞いてから4年後にはハーセプチンが作られ、その2年後には効果が確認されたというのですから、驚くような早業でした。

年間10億ドルを超える売り上げのある薬はブロックバスターと呼ばれます。ハーセプチンは1998年に認可され、いまや年間60億ドルを上回る売り上げとなり、薬剤売り上げランキングのベストテンにはいっています。そんな薬を、一時的とはいえ会社が見捨てようとしたというのは、いまとなっては信じられない話です。見方を変えると、今をときめく分子標的療法ですが、そのころはまだ有用性があまり認識されていなかったということです。

フィラデルフィア(染色体)物語

慢性骨髄性白血病とは、比較的成熟した白血球が増加する病気です。なので、昔は、腫瘍ではなくて炎症反応ではないかと考えられていました。しかし、そうではなくて、腫瘍性の疾患であると結論づけたのは、前にも書いたとおり、第1章、第2章で登場したプロイセンの大病理学者、ルドルフ・ウィルヒョウです。

時代は下り1960年、フィラデルフィアの研究者二人が、慢性骨髄性白血病の細胞には、正常な細胞では認められない小さな染色体が存在することを見つけました。そして、土地の名前にちなんでフィラデルフィア染色体と名付けました。当時の技術では、その小さな染色体がどのようにしてできるのかわからなかったのですが、1973年に、シカゴ大学のジャネット・ロウリーが、9番染色体と22番染色体の転座によって生じることを報告しました。22本ある常染色体の番号は、大きいものから順に1番、2番というようにふられています。9番染色体の短めの断端と22番染色体の長めの断端が入れ替わる転座が生じたのですから、それでなくても短い22番染色体がさらにちんちくりんになっていたのです［図12］。

フィラデルフィア染色体が、慢性骨髄性白血病の結果なのか、発症の原因なのかは、はっきりわからなかったのですが、1982年、転座部位の9番染色体側にabl遺伝子が存在

[図12] 染色体転座とフィラデルフィア染色体

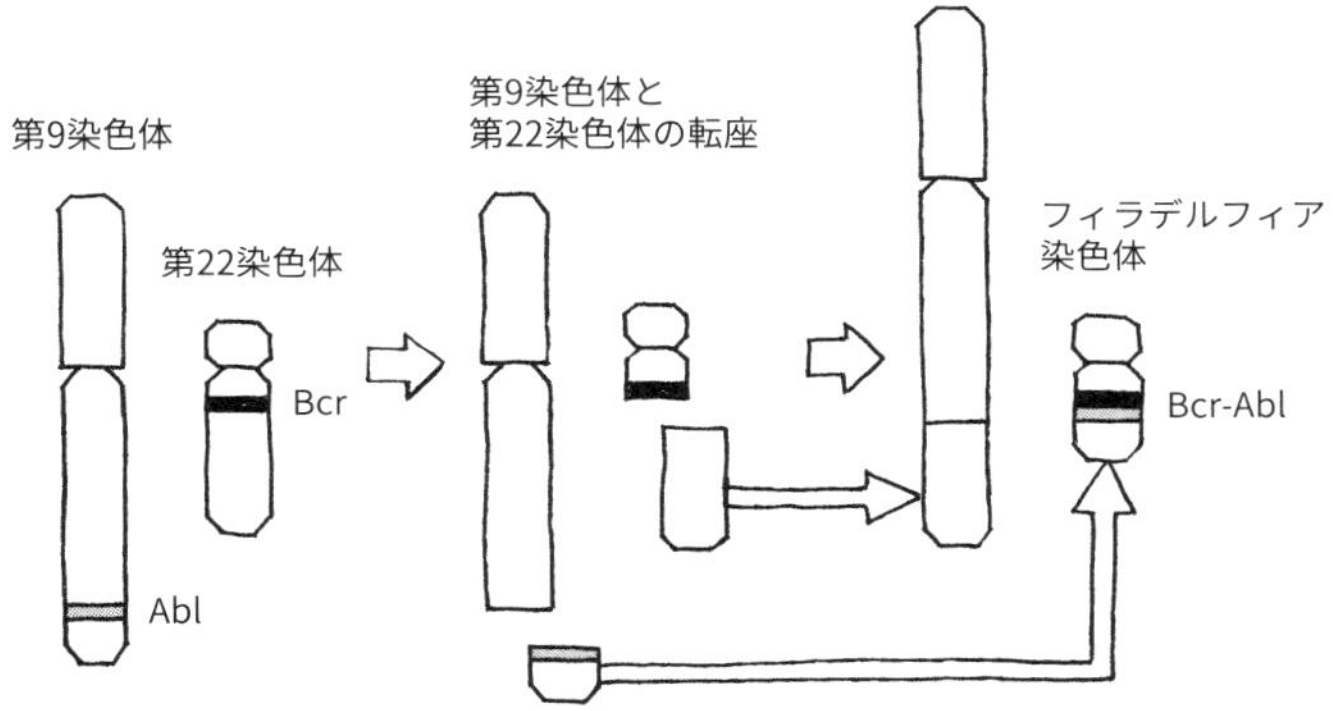

第9染色体と第22染色体の端っこが相互に入れ替わる転座によって、非常に短いフィラデルフィア染色体ができます。また、この転座によって、BcrとAblの融合遺伝子が形成されます

することから、ほぼ間違いなく原因であるとわかりました。ａｂｌ（えーぶる、と読みます）は、レトロウイルスであるAbelsonマウス白血病ウイルスにコードされている、増殖を刺激するがん遺伝子だったからです。

もう一方の22番染色体にある遺伝子も明らかになり、ＢＣＲと名付けられました。ａｂｌはご想像のとおりAbelsonの略なのですが、ＢＣＲはまったく未知の遺伝子であったため、転座の切断（ブレイク）点がクラスターのように よく生じる領域（リージョン）という意味の英語「ブレイク・クラスター・リージョン break cluster region」の頭文字からつけられました。

これらの研究から、慢性骨髄性白血

病では、ＢＣＲ−ＡＢＬという、22番染色体上のＢＣＲ遺伝子の一部と9番染色体上のａｂｌ遺伝子が融合した遺伝子が生じていることがわかりました。この融合遺伝子がコードするタンパクがＢＣＲ−ＡＢＬタンパクで、このタンパクからのシグナルが慢性骨髄性白血病の発症に重要であることがわかったのです。染色体転座の結果できた融合遺伝子に由来するものですから、このようなタンパクは正常な細胞には決して存在しません。

ＢＣＲ−ＡＢＬは、下流のタンパクにリン酸をくっつけて活性化するキナーゼです。第3章で紹介した、最初に発見されたがん遺伝子ｓｒｃもキナーゼの一種です。キナーゼにはたくさんの種類があるのですが、その多くのキナーゼを阻害する化合物、スタウロスポリンがすでに知られていました。スタウロスポリンは放線菌から単離された天然物なのですが、それを発見されたのは、誰あろう、あの大村智先生であります。大村先生は、寄生虫に対するお薬でノーベル賞を受賞されたのですが、スタウロスポリンをはじめ、他にも有用な天然物をたくさん発見しておられます。

グリベック物語

スタウロスポリンはお薬として使うことなどできません。キナーゼの働きは細胞にとって大切ですから、多くの種類のキナーゼをすべて阻害などしたら、一発でどんな細胞も死んでしまいます。そこで、この研究を元に、ａｂｌだけ、あるいはｓｒｃだけ、というようにそれぞれのキナーゼを特異的に阻害する化合物が合成されていきました。スイスのチバガイギー社（サンド社と合併して現在はノバルティス社）もたくさんの阻害剤を作っていたのですが、その中にはＢＣＲ－ＡＢＬと特異的に結合するものもあったのです。

腫瘍学者ブライアン・ドラッカーは、その化合物のことを聞きつけ、慢性骨髄性白血病細胞の培養液に加えてみました。そうすると、一晩で白血病細胞が死に絶えるほどのものすごい効果があり、動物実験でもその効果が確認できました。さらにすごいのは、正常な血液細胞にはまったく影響がなかったことです。ＢＣＲ－ＡＢＬタンパクは正常な細胞には存在しないのですから、その結果も納得がいく話です。

チバガイギー社が、その薬剤グリベックの臨床応用に一気に突き進んだかというと、ここでも真逆でした。薬の開発には動物実験や治験をおこなう必要がありますが、それには少なくとも百億円単位のお金がかかります。慢性骨髄性白血病は、百万人あたり年間に10～15人程度と、あまり発症頻度の高い疾患ではありません。リスクをかけて、そのような病気に対するお薬を開発しても元が取れないと判断されたのです。

しかしドラッカーはあきらめませんでした。なんとかグリベックの供与をひきだし、第一相試験にこぎつけます。第一相試験というのは、効果ではなく、その安全性を確認するための試験です。しかし、その第一相試験で高用量の投与をうけた慢性骨髄性白血病の患者54人のうち53人において、ほとんどの白血病細胞が消失するという完全寛解が認められました。満足な治療法が存在しなかった病気に対して、画期的という言葉ですら足りないほどの効果があったのです。

何年もの寛解状態後、服用をやめても再発しない方がたくさんおられます。しかし、白血病細胞を殺す、というよりは、増殖を止める、という薬なので基本的には飲み続ける必要があるとされています。なので、売り上げも多く、グリベックも年間50億ドル近くを売り上げるブロックバスターになっています。

ドラッカーは、慢性骨髄性白血病の患者さんをなくそうとこの研究に取り組みました。しかし、結果は逆でした。グリベックが開発される前なら亡くなっていたはずの患者さんたちが、病気を持ったまま長生きできるようになったために、患者さんの数は増加したのです。ちょっとパラドクスみたいな笑い話でめでたしめでたし。と、グリベック物語を終えたいところなのですが、そうは甘くありません。じつは、グリベックが効かなくなる人が見つかってきたのです。

BCR－ABLは下流の分子にリン酸をくっつけるキナーゼで、そのリン酸化反応には第1章ででてきたATPを材料にします。その反応において、BCR－ABLタンパクに存在するATPポケットと呼ばれる部分にATPがカパンとはまり込む必要があります。グリベックは、ATPのかわりにそのポケットにはまりこんで、BCR－ABLがATPを使えなくするような構造を持っています。

グリベックに耐性になった白血病細胞の遺伝子を調べてやると、ＢＣＲ－ＡＢＬに突然変異が、それも、特定の同じ場所の塩基に突然変異の生じることが多いということがわかりました。その変異が生じると、ＡＴＰはポケットにはいれるけれど、グリベックはうまくはいれなくなるのです。

がんは進化する、ということをもう一度思い出してください。ランダムな突然変異が生じるのですが、その中で、うまく、分子標的薬の効果を避けるようなものができることもあるのです。分子標的薬は副作用の少ない素晴らしいものですが、完璧ではないということがわかります。そのような耐性が生じた慢性骨髄性白血病に対する、別の新たな分子標的薬も開発されています。がん細胞の進化と人間の叡智の闘いは、果てしないものなのかもしれません。

新しい分子標的薬の開発と高額医療

ものすごい勢いでいろいろな分子標的薬が開発されつつあります。それでいろいろな病気が治るのですから、めでたいことなのですが、問題もあります。それは薬価の高さです。医療費にどれだけのお金を注ぎ込むかというのは、個人にとっても国家にとっても大きな問題になってきています。

たくさんの分子標的薬

もし、すべてのドライバー遺伝子変異による異常に対する薬剤が開発されれば、概念的には、がんの治療が可能になる、ということになるかもしれません。残念ながら、すべてのドライバー遺伝子変異に対しての創薬というのは不可能ですし、治療中にあらたな突然変異が生じることもあるので、薬剤で完全にがんをコントロールするというのも難しいでしょう。

しかし、すでにいくつもの分子標的薬が開発されていますし、現在開発中のものもたくさんあります。

文部科学省の「がん研究分野の特性等を踏まえた支援活動」のホームページによると、がんの治療に用いられる分子標的薬は、2015年までに認可されたもので日米あわせて70剤あります。そのうち39剤がキナーゼを中心とした増殖シグナルに関与する分子をターゲットにしています。また、70のうち25がモノクローナル抗体です。このことから、キナーゼをターゲットにしやすいこと、抗体による創薬が比較的たやすいことが見て取れます。

また、2016年の時点において、臨床試験ステージにある低分子の分子標的抗がん剤だけで641もの化合物がリストアップされています。そのうち7割近くが、やはりキナーゼ阻害剤になっています。これらすべてが認可される訳ではありませんが、ものすごい数に圧倒されそうです。

開発されている薬剤の標的も127種類にものぼるというから、これもすごい数です。キナーゼの他、この本で説明してきたエピジェネティクスやテロメアの制御、遺伝子発現、アポトーシス、オートファジー、それから、がんの代謝や免疫に作用する薬剤など、実に様々なお薬が開発中です。

分子標的薬は高くつく

いろいろな分子標的薬ができてくるのは喜ばしいことなのですが、そのほとんどが高額であるという問題点があります。大きな話題になったのは免疫チェックポイント阻害剤オプジーボです。悪性黒色腫は日本人には比較的まれな疾患で、年間10万人あたり1～2人が発症するとされています。そのような少数の患者さんに投与して利益を出すためには、薬価を高くする必要があります。なので、認可当初は年間約3500万円の薬価でした。

しかし、非小細胞性肺がんにも適応が拡大され、対象患者数が飛躍的に増加したことをうけて、薬価が半分に引き下げられました。治療経費のかなりが保険と税金からまかなわれることを考えると、制度破綻を防ぐためにはやむを得ないことでしょう。しかし、製薬業界からは、創薬のインセンティブを失わせるものだとの反発もでています。高額の医薬が増えるにつれ、今後、ますます問題になっていくに違いありませんが、どう線引きをするかは非常に難しい問題です。

オプジーボの場合は、2～3割の患者さんにしか効果がないのですから、どの患者さんに効果があるかを判定できるようになれば、それだけで経費はうんと下がるはずです。また、どれくらいの期間投与すれば十分なのかがまだよくわかっていないのですが、短くできればそれに越したことはありません。

慢性骨髄性白血病の分子標的薬グリベックも、オプジーボほどではありませんが高額で、1日およそ1万円の薬価になります。ジェネリック薬もだされていますが、それでもグリベックの約半額ですから、高額であることにかわりありません。まったく副作用がない訳でもありませんし、この薬の服薬をやめることができないだろうか、という研究がフランスでおこなわれました。

グリベックを3年以上服用して、遺伝子検査でBCR－ABL遺伝子が2年以上検出されなかった患者さん、すなわち分子レベルで寛解の確認された患者さんで投薬をやめたところ、約4割が再発しませんでした。グリベックは、慢性骨髄性白血病細胞の増殖を抑制して寛解に持ち込むだけでなく、完治をもたらしうることがわかったのです。

同様の研究が日本でもおこなわれ、服用中止から1年目で約70％、2年目でも65％以上が再発しなかったことがわかっています。また、1年目までに再発しても、服薬を再開したらもとの状態に戻りました。こういった研究は、おそらくこれからも増えていくことでしょう。でも、効いているお薬を止めるって、ちょっと勇気いりますよね。

命を金で計算する

日本の保険制度は素晴らしいものですが、このような高額な医薬品が開発されることまで視野にいれて設計されたわけではありません。今のままの制度で、どんどん高額な新薬が開発されれば、いずれどこかで破綻するに違いありません。いやな考え方ですが、命をお金に換算せざるをえない時代がやってきた、とも言えるのです。

そういったことを考えるための質調整生存年（QALY クオーリー）という考え方があります。これは、単なる生存期間の延長だけでなく、2年間延命できたとしても、生活の質が健康な人の半分なら1年と換算するというように、年数と生活の質（QOL クオリティ・オブ・ライフ）を掛け合わせたもので考えようというやり方です。そして、健康寿命1年のためにいくらかかるか、すなわち、一単位のQALYを獲得するための経費を増分費用効果費（ICER アイサー）といいます。

健常人にくらべてQOLがどれくらいかを決めるのは難しいし、適正なICERというのもかなり難しいような気がします。日本では議論されていませんが、アメリカやイギリスでは、およそ500～600万円が限界とされています。う～ん、健康な1年がこの値段というのは安すぎるような気がしますが、どうでしょう。命の価値を判断して値段をつける、というよりは、これくらいに抑えないと社会がもたない金額、というような気がしますが、いずれ日本でも、遠からず真剣に考えなければならないようになるはずです。さて、どうなっていくのでしょう、本当に大きな問題です。

医学におけるAIの活用

膨大な情報に基づいた治療選択が必要な時代がやってきました。それは、ある患者さんの悪性腫瘍のゲノム情報であり、また、その悪性腫瘍に対する薬剤、治療法の情報です。よほどの専門家でない限り、それらすべてを頭に入れて適切に判断することは難しくなってきています。現実はもっと進んでいて、人間の頭では判断しきれない時代になってきているというべきかもしれません。そこで必要になってくるのが人工知能、ＡＩです。

膨大な情報をどうさばくか

どれだけの数の薬剤が開発されるかわかりませんが、種類が増えれば増えるほど、がんの治療において、より精密な医学、より正確なプレシジョンメディシンが可能になることは間違いありません。おそらく、がんのゲノムを解析して、それに基づいて的確な治療方針をたてることが近い将来に一般的になってくるでしょう。そうなると、治療における専門性がどんどん高まっていくことになります。

うちの医学部の謝恩会は、出席した教授たちが短いはなむけの言葉を卒業生に贈ります。ある年の会では、三分の二ほどの教授が、これからの医学はＡＩを使えるようにならなければならない、と話していました。具体的にどうイメージしての発言かまではわかりませんが、それくらい、ＡＩには期待がおかれているということです。

たとえば、放射線診断、レントゲンを見て異常があるかどうかの診断、は、いずれＡＩに取って代わられるだろうとされています。症状や検査値からの病名診断は、すでにかなりの確度でおこなうことができるようになっていて、よくある病気については、ベテランの医師と同程度の正しさです。それどころか、希な疾患については、ＡＩが圧勝です。すでにそんな時代になっているのです。

この本を書いている間にも、膨大な医学論文を学習したＡＩが、患者さんの白血病細胞のゲノム解析から、二次性白血病であることを言い当てたという報道がありました。日本初ということで大きなニュースになりましたが、遠くない将来、日常診療で使われるようになっていくでしょう。

ワトソン君登場

そのケースではＩＢＭ社の「ワトソン」が使われました。ワトソンは、アメリカで人気のクイズ番組『ジェパディ！』で、人間に勝つことを目的に開発されたもので、２０１１年に実際にチャンピオンを破っています。コンピューターは記憶容量が膨大だからあたりまえ、と思われるかもしれませんが、クイズ番組を思い出してください。ひっかけるような出題もたくさんあります。なので、勝つためにはワトソンのような新しいシステムが必要だったのです。驚くほど短期間に成し遂げられたワトソン開発の経緯は『ＩＢＭ奇跡の〝ワトソン〟プロジェクト――人工知能はクイズ王の夢をみる』（早川書房）に詳しく書かれています。

ただ、ＩＢＭ社によると、ワトソンはＡＩではなくて「コンピューターでありながら、人と同じように情報から学び、経験から学習するコグニティブ・テクノロジー」と位置づけられています。「IBM Watson」で検索すると、日本語の公式サイトがヒットします。そのサイトでは、twitter のコメントから性格分析をできるデモがあります。試しに自分のツイートでやってみましたが、あまりに正確でびっくりしました。ワトソン君、恐るべし。

ワトソンは、開発当時から、医療や医学教育への応用が始められています。ワトソンだと、医学部の忙しい先生と違って、学生のアホな質問にも怒らず丁寧に答えてくれるだろうし、どんな時間帯でも教えてくれるだろうし、いいことずくめかもしれません。それに、すべての文献に目を通す、というか、すべての文献をデータベースとして記憶できるのですから、最新のことも教えてくれます。いずれ、医学教育も大きくかわっていって、教授なんかいらなくなるかもしれません。

将来の医療がどのようになっていくかは、ＡＩ抜きで考えることはできません。もちろん、外科手術のような治療は人の手に頼らざるをえないでしょうが、分野によっては医師以上の仕事をするＡＩもたくさんできてくるはずです。患者さんとのやりとりは人間がせざるをえない、と考える人が多いかもしれません。しかし、お医者さん相手に言うのが恥ずかしいようなことでも、コンピューター相手だと気軽に言えそうな場合もあるので、必ずしもそうではないと思っています。

診断と治療方針の決定においては、名医の出番はなくなり、すぐれた人工知能に頼るようになるでしょう。なんとなく味気ないような気もしますが、正確な診断と治療方針のためには、そのようなことは言っていられません。未来予測はおおむね外れるのが相場なのですが、がんゲノムのＡＩによる判断と治療方針の決定、というのは、きっと遠くない将来に実現するはずです。

がんの一生

がんについて2章にわたって、発症の分子機序やら治療やら、いろいろなことを書いてきました。最後にまとめとして、がんの一生についておさらいをしてみましょう。

がんが見つかるまで

正確なところはわからないのですが、先にも書いたように、検査で見つかるような悪性腫瘍になるまで、1センチメートルくらいに育つまでには、おそらく10年以上かかると考えられています。

がんは、元々たった1個の細胞がどんどん増殖してできたものだ、ということを思い出してください。それに、最初のうちは、ドライバー遺伝子に突然変異が生じたとはいえ、がんとは言えないような状態で、増殖もそれほど速くなかったはずです。変異が蓄積するにつれて、次第に増殖が速くなっていき、最終的に浸潤能や転移能などを獲得していくのです。そのように進化するには、長い年月がかかるわけです。

突然変異は、ランダムに、基本的には加齢にともなって生じるものですから、がんの元になる細胞は、寿命が長くなければなりません。なので、がんの元となる細胞へとたどっていけば、幹細胞あるいはそれに近い、寿命の長い細胞のはずです。

どれくらいのドライバー遺伝子変異が必要かというと、最も少ない白血病で2〜3個、ほとんどの固形がんでは6個程度とされています。ランダムな変異であるにもかかわらず、ドライバー遺伝子にそれだけの数の突然変異が蓄積しなければならないのですから、運——がん細胞にとっては生き残るための幸運、人間にとってはがん細胞が増えてしまう不運——があるはずです。突然変異は基本的にランダムに生じるのですから、ドライバー遺伝子に変異がはいるかどうかも運次第ということです。

がんへの道を歩み始めても、すべてが立派ながんに育つのではないはずです。どれくらいの率かはわかりませんが、多くのがん細胞、あるいは、がんに育ちうる細胞は免疫監視によって排除されているはずです。言い換えると、ものすごく強い悪運をもったがん細胞だけが特殊に進化してどんどん増殖し、臨床的に問題になるがんに育っていくのです。

がんが見つけられてから

さて、発見されると、がんにとっては厄災が始まります。手術、放射線、古くからある抗がん剤、あるいは、分子標的療法など、ありとあらゆる手段で攻撃されるわけです。完全に取り除かれる、あるいは、殺されてしまうと、がんの一生はそこで終わりです。しかし、必ずしもそうなるとは限りません。手術では切除しきれない場合もありますし、抗がん剤による化学療法や分子標的療法では殺しきれないこともあります。

がんは一個の細胞からできてきたもの、すなわち、クローナルなものです。しかし、ひとつの腫瘍において、それぞれの細胞のゲノムが同一である、という意味ではありません。進化する過程において、ちがった変異をもったサブクローンもたくさん出現してきます。ある悪性腫瘍の中には、腫瘍細胞に多様性がある、ということになります。

薬剤による治療で生き残った細胞は、もともとその薬剤に耐性があったのかもしれません。そうであれば、治療でたとえごく少数の細胞だけが生き残ったとしても、その細胞は増えていきます。グリベックの話を思い出してください。一旦、分子標的療法が効いて増殖が抑制されても、あらたな突然変異が生じて、その薬剤に対する耐性ができることもあります。がんと人類との闘いは、果てしなき軍拡競争の様相を呈しているのです。

この「がんの一生」を読んで、すっきりと頭にはいってきた、と思っていただけたら、2

章にかけて書いてきた甲斐があったというものです。そして、こういったことをきちんと理解できていたら、いざという時がんにどう対応するかも、わかりやすくなるはずです。

がんの撲滅

ある病気を完全になくす、というのは非常に困難です。人類の手によって根絶させることができたヒトの病気は、天然痘ただひとつです。天然痘は、がんのように原因に多様性などなく、天然痘ウイルスが唯一無二の原因です。ですから、ワクチンの接種によって根絶することができたのです。

では、がんを撲滅することは可能でしょうか。残念ながら100％不可能です。キャンペーンとしては悪くないかもしれませんが、第二次世界大戦中の日本軍みたいに、必勝と書いたハチマキを巻いたら勝てる、とか、そのレベルです。それよりも「がん撲滅」というスローガンを聞くと、患者さんにとことん戦わねばならないというイメージが植え付けられてしまいそうで、よくない面の方が強いような気がします。

がんの末期をどう生きるか、老化をどう受け入れるか、について書かれた、ハーバード大学教授アトゥール・ガワンデの『死すべき定め』（みすず書房）という非常に優れた本があります。末期がんにおいて、とことん治療すべきかどうかは、最終的には個人の考え方次第ですが、非常に判断の難しいこともあります。ホスピスの効用や、家族の支えの重要性、どの段階で積極的な治療を止めるかなどについて、考えさせられることの多い本なので、興味がある方はぜひお読みください。米国ではベストセラーになっています。

もちろん、個々人のがんを完治させることは可能です。しかし、すべてのがん死を地球上からなくす、などというのは、どれだけ医学が進んでも不可能で、夢物語、いや、まったくのトンデモ説と断言できます。このことは、がんが単一の疾患でなく、病因が多様であること、そしてどんどん進化することを頭にいれたら至極当然のことです。

がんは運である

人生に運があるのと同じように、どの病気に罹るか、どのような死に方をするかも、運に大きく左右されるのです。もちろん、がんも例外ではありません。しかし、運なのだから何も考えなくていい、という訳ではありません。がんに限ったことではありませんが、運を味方にするには、正しい知識を持って、自分の頭で判断することが重要です。

がんは多様である

2012年のデータからの推定によると、生涯でがんになる確率は、男性で61・8%、女性で46・0%とされています。歳をとればとるほど変異が蓄積するのですから、高齢社会が続く限り、このレベルあるいはそれ以上で推移するでしょう。日本人の半分はがんに罹るということなのです。その時のために、がんとはどういう病気なのか、ということを頭にいれておいて損はありません。

まず、がんは多様である、ということです。おなじ「がん」という名前で呼ばれても、臓器によって、そして、同じ臓器であってもどの遺伝子に変異があるか、で、性質はずいぶんと違ってきますし、その治療法も異なってきます。もちろん発見された時の進行度合いによってもちがってきます。

がんは恐ろしい病気である、という固定観念は次第になくなってきているように思います。だからといって、「がんは治る」とか「がんは怖くない」というような週刊誌のタイトルは間違えています。せいぜい、「治るがんがある」とか「怖くないがんもある」に留めておくべきです。

がんには多様性があるのですから、単にがんという名前だけで判断せずに、がんは、どの細胞からできたのか、そして、どのような遺伝子変異があるのか、などによって大きな多様性がある、ということをまず頭にいれておく必要があるのです。

がんは進化する

がんはドライバー遺伝子変異が原因であって、その蓄積によって発症すること、そして、進化していく、ということです。これを理解しておくと、「がんもどき」などというのは、理論の名に値しない空論あるいは暴論だということがわかるはずです。また、特定の食事によってがんが治る、とか、生活習慣を改めたらがんがなくなる、というのも、トンデモ説であるということがわかるでしょう。もちろん、ちゃんとした治療をおこないながら、併用することには問題ありませんし、精神衛生的に好ましいことかもしれません。しかし、こういったことだけに頼りきるのは絶対に間違えています。

どのような突然変異が生じるかは運なので、がんになるかどうかも運な訳です。身も蓋もない、と思われるかもしれません。しかし、ほぼ三分の二の臓器では、がんになるかどうかは、それぞれの組織の幹細胞の分裂回数、すなわち変異のはいる頻度と相関するという論文があって、この結論は確かめられています。ひとことでいうと、何をしても避けられない、ということです。ただし、すべての人にとって、そして、すべてのがんが、ということではありません。

アンジェリーナ・ジョリーのように発がんに関連する遺伝子にもともと変異を持っている人は、がんになりやすくなります。残念ながら、遺伝ですから、これは避けようがありません。しかし、運だけに左右されるのではなく、リスクを回避できるがんもあります。それは、ヒトパピローマウイルスによる子宮頸がんや、C型肝炎による肝臓がん、そして、なによりも喫煙による肺がんです。ピロリ菌による発がんも、運だけに左右されるのではない、避けることのできるがんのひとつです。

がんがどの段階で発見されるかも運ならば、ベストフィットの専門家にかかることができるかどうかも運かもしれません。がんになったら、自分のがんがどのようなものであるのかをよく理解し、最善の治療法を探りながら、自分がどう生きたいかを最優先して、あとは運だと天に任せるしかないような気がします。ちょっと無責任に聞こえるかもしれませんが、はたしてあなたはどうお考えになられるでしょう。

おわりに

ここまでお読みいただいた方、ありがとうございます。原稿を書きながら、いまさらながら、医学って、病気の成り立ちって面白いなぁと感心していました。そういった気持ちが少しでも伝わっていたら、とても嬉しいところです。

まったく医学知識がない人にもわかってもらえるように書いたつもりですが、いろいろ新しい言葉が出てきてややこしいと思われたかもしれません。しかし、最低限の言葉を知らずに新しいことを学ぶことはできません。なので、そこだけはがまんしてもらわないと仕方がありません。

一方で、言葉さえ知っていたら、病気がどのようにしてできるかを理解するのは、それほど難しくないとおわかりいただけたのではないでしょうか。ある程度の言葉の意味さえわかれば、医学で使われる論理はきわめてシンプルなものなのです。

とはいうものの、正直なところ、わかりやすく説明するのは難しいと悩んだのも事実です。できるだけ平易な言葉で、そして単純な理屈で説明したつもりですが、どうだったでしょう。書いている途中で、ふとおもろいことが頭に浮かんだら、思い切って脱線しています。でも、ひょっとすると、そんなエピソードの方が本筋よりもかえって面白かったりするかもしれません。わたしの講義みたいです。

いろいろな本や文献などを参考にしていて、なかでも「はじめに」で書いたロビンスの『Basic Pathology』と、文中でしょっちゅう顔を出す『広辞苑』は座右におきながら書きました。ウィキペディアでの調べ物もしましたが、内容を紹介するときは、ちゃんと英語版で原著論文までたどって正確さを期しています。ほかにも、ムカジーの『がん――4000年の歴史』(『病の皇帝 がん』から文庫化にあたり改題、ハヤカワ文庫NF)や、いつも何かとお世話になっている黒木登志夫先生の『がん遺伝子の発見』(中公新書)などの著作には特にお世話になりました。

医学部を卒業して35年以上になりますが、その間、医学が大きく進歩したことには驚きを禁じ得ません。生命科学の発展により、いろいろな病気が分子レベルで理解できるようになったのです。考えてみれば、卒業したころは、あまり効く薬がありませんでした。昔は、経験的に見つかったようなお薬ばかりでしたが、最近は理論に基づいて開発されるようになってきています。その最たるものが、がんのところで説明した分子標的薬です。病気になると、いろいろなお薬が処方されます。そのお薬がどのようなメカニズムで効くのかを理解するためには、病気の成り立ちである病理学を知っておく必要があります。そういう時代になったからこそ、この本を書いてみたのです。

読んで医学リテラシーがずいぶんとあがった、賢くなった気がする、とか、今度お医者さんにこんなことを聞いてみよう、とか思っていただいていたら何よりです。ここまでお読みいただいて、ほんとうにありがとうございました。

この本は、企画をいただいてから、4~5年かかってようやく完成にこぎつけることができました。その間、根気よくお待ちいただいた編集の安藤聡さんに心から感謝しながら、最後にしたいと思います。

仲野徹

著者について

仲野徹　なかの・とおる
1957年、「主婦の店ダイエー」と同じ年に同じ街(大阪市旭区千林)に生まれる。
大阪大学医学部医学科卒業後、内科医から研究の道へ。
ドイツ留学、京都大学医学部講師、大阪大学・微生物病研究所教授を経て、
大阪大学大学院・医学系研究科・病理学の教授に。
専門は「いろんな細胞がどうやってできてくるのだろうか」学。
著書に、『幹細胞とクローン』(羊土社)、『なかのとおるの生命科学者の伝記を読む』
(学研メディカル秀潤社)、『エピジェネティクス』(岩波新書)など。
趣味は、ノンフィクション読書、僻地旅行、義太夫語り。

こわいもの知《し》らずの病理学講義《びょうりがくこうぎ》

2017年 9月25日　初版
2017年10月30日　4刷

著　者　仲野 徹
発行者　株式会社晶文社
東京都千代田区神田神保町1-11 〒101-0051
電話　03-3518-4940(代表)・4942(編集)
URL　http://www.shobunsha.co.jp
印刷・製本　中央精版印刷株式会社

ISBN978-4-7949-6972-9　Printed in Japan